苦手意識を克服！

ココだけ・コレだけ・
だれでもわかる

酸素療法

監修
尾野 敏明
東海大学看護師キャリア支援センター
認定看護師課程 集中ケア学科 主任教員

JN047627

Gakken

〈監修〉

尾野　敏明

東海大学看護師キャリア支援センター 認定看護師課程
集中ケア学科 主任教員

〈執筆〉 敬称略

吉岡　真弓

千葉市立青葉病院看護部 ICU・HCU 集中ケア認定看護師

神戸　美樹

藤田医科大学病院看護部 ICU 集中ケア認定看護師

小枝　千尋

防衛医科大学校病院看護部 集中ケア認定看護師

芳川　智子

獨協医科大学埼玉医療センター ICU・HCU 集中ケア認定看護師

大沢　隆

東海大学医学部付属病院 集中ケア認定看護師

小池真理子

順天堂大学医学部附属順天堂医院 集中ケア認定看護師

平野　充

千葉市立青葉病院看護部 ICU・HCU 集中ケア認定看護師

はじめに

　看護師にとって，患者の呼吸器系の管理はきわめて重要な役割の一つです．とくに，酸素療法は重症患者や呼吸器系の病気を患っている患者にとって欠かせない治療法の一つであり，看護師にとっても日々の業務の中で接することの多い治療法ではないでしょうか．

　酸素療法は，患者の酸素飽和度を改善し，呼吸の苦しさや疲れを軽減することができます．しかし，適切な酸素療法デバイスの選択や，適正な管理が必要です．また，患者の状態によっては，酸素過剰や酸素不足といった状況が発生することもあります．そのため，看護師は患者の全身状態を正確に評価し，適切な酸素療法を実施するための知識と技術を持っていることが必要です．

　本書は，看護師が酸素療法を実施する上で必要な知識や技術を学ぶことができるように，酸素療法に関する基礎知識から，デバイスごとの使用方法や合併症の予防・管理までを網羅しました．また，酸素療法の評価には欠かすことのできない血液ガス分析やフィジカルアセスメントについても解説し，各種酸素療法の実施方法や注意点を詳しく説明しています．

　さらに，全世界が新型コロナウイルス (COVID-19) 感染症のパンデミックの元におかれて，どこの医療施設でもその対応に苦慮し，酸素療法についても注目が集まりました．本書では，COVID-19感染者に対する酸素療法や今ではさまざまな施設に浸透したハイフローセラピーについても説明しています．

　本書の執筆者は，酸素療法に卓越した第一線で活躍する集中ケア認定看護師で，臨床現場で役立つアドバイスやヒントも提供しています．

　この本を通じて，酸素療法についての正しい知識を身につけ，安全かつ効果的な看護を提供するための手助けとなることを願っています．看護師の皆さんが，より良い医療の提供に貢献できるよう，本書を活用していただければ幸いです．

2023年4月

尾野　敏明

CONTENTS

・本書は，月刊 Nursing 2021 年 9 月号 (Vol.41, No.10) の特集に最新の情報等を加え単行本用に再編集したものです．

本文デザイン・DTP：株式会社エストール
装幀：株式会社エストール
イラスト：いしやま暁子，株式会社日本グラフィックス

Chapter I

酸素投与は
"なぜ"行うの？

Teaching Unit 1

酸素投与はどんな状態の ときに行うの？

吉岡真弓　千葉市立青葉病院看護部 ICU・HCU　集中ケア認定看護師

Point

- **酸素療法の目的**は，①動脈血の酸素化による低酸素血症の治療および予防，②動脈血の酸素運搬能を高め，組織の低酸素状態を改善する
- **酸素療法開始の目安**は一般的に動脈血酸素分圧（PaO_2）≦60mmHg，動脈血酸素飽和度（SaO_2）≦90％
- PaO_2≧60mmHg，SaO_2≧90％であっても呼吸不全徴候や組織の低酸素状態が予想される場合などは酸素療法を開始する

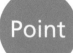

酸素療法の目的

　酸素は生体にとって全身組織でエネルギー産生するために必要不可欠な物質です．そのためには酸素を常に取り込み，輸送して組織に届ける必要があります．肺から取り込まれた酸素の大部分はヘモグロビンと結合し，ごく一部が血漿中に溶解し，動脈血によって末梢組織まで運ばれ，細胞のエネルギー代謝に利用されます（図1）．

　そのため組織への酸素運搬能の評価には，ヘモグロビン濃度や心拍出量，組織血流量も関係するためこれらをアセスメントに含める必要があります．

　この「酸素の取り込み」，「運搬」，「細胞での酸素利用」のいずれかの段階で障害が発生し，組織が低酸素状態に陥った場合に，空気中（21％）より高い濃度の酸素投与が必要となります．

　酸素療法の目的は，肺胞内の酸素を上昇させ，動脈血の酸素化を改善することで低酸素血症の治療および予防，動脈血の酸素運搬能を高め，組織の低酸素状態を改善することで

す．これにより低酸素により増加した**呼吸仕事量**[*1]，心仕事量が軽減され，交感神経緊張といった症状も改善されます．

図1　酸素と二酸化炭素の交換

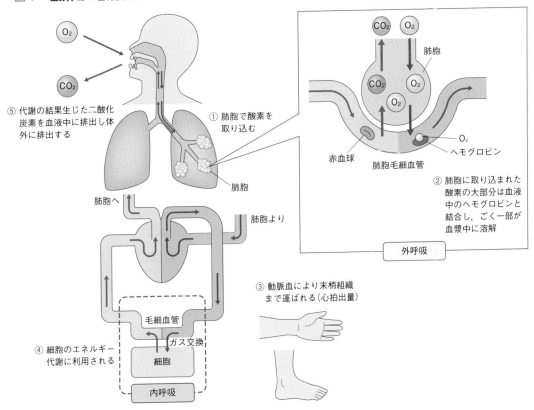

⑤ 代謝の結果生じた二酸化炭素を血液中に排出し体外に排出する

① 肺胞で酸素を取り込む

肺胞

肺胞へ

肺胞より

毛細血管

ガス交換

④ 細胞のエネルギー代謝に利用される

細胞

内呼吸

CO₂ O₂

肺胞

CO₂ O₂

O₂

赤血球

肺胞毛細血管

O₂

ヘモグロビン

② 肺胞に取り込まれた酸素の大部分は血液中のヘモグロビンと結合し，ごく一部が血漿中に溶解

外呼吸

③ 動脈血により末梢組織まで運ばれる（心拍出量）

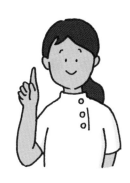

酸素が血液に取り込まれることを<u>酸素化</u>，血液が二酸化炭素を肺胞に放出しそれが呼吸により体外に排出されることを<u>換気</u>と呼びます．

> **Word**

＊1　**呼吸仕事量**：呼吸筋が収縮し胸腔を広げるという，呼吸筋群が行う仕事量を表します．呼吸仕事量が増大する原因として，①気管支攣縮や気道分泌物により気道抵抗が上昇した状態，②肺の弾力性（コンプライアンス）が低下した状態があります．呼吸仕事量の増大により，頻呼吸や努力呼吸といった症状が出現します．

酸素療法の適応と呼吸不全

酸素療法の適応

　酸素療法開始の目安は一般的に**$PaO_2 \leqq 60mmHg$，$SaO_2 \leqq 90$％**です．PaO_2が60mmHg以下になると，組織は低酸素状態に陥り，頻脈や失見当識が現れるようになり，酸素療法の適応となります（表1）．さらに$PaO_2 \geqq 60mmHg$，$SaO_2 \geqq 90$％であっても**呼吸不全徴候**[*2]がある場合や，表1の病態の場合は酸素投与を考慮します．

呼吸不全の分類

　呼吸不全患者に酸素療法を開始するには，適切な投与方法を選択する必要があるため，呼吸不全の病態を理解する必要があります．呼吸不全は「動脈血酸素分圧（PaO_2）が60mmHg以下となる状態」と定義され，高二酸化炭素血症を伴わない低酸素血症（**Ⅰ型呼吸不全**）と，高二酸化炭素血症を伴う低酸素血症（**Ⅱ型呼吸不全**）に分類されます（図2）．また病態の経過による分類では，呼吸不全の状態が1カ月以上続く状態を慢性呼吸不全と定義します．

　Ⅰ型呼吸不全は，気道や肺胞の障害（気道異物，肺炎，心不全，気胸，肺塞栓）により低酸素血症（酸素化の障害）を生じ，頻呼吸や頻脈を呈します．

　Ⅱ型呼吸不全は下気道や呼吸調節障害（**COPD**[*3]，気管支喘息，神経・筋疾患，中枢神経障害，薬物投与）により高二酸化炭素血症（換気の障害）を生じ，呼吸数の減少や二酸化炭素が蓄積することにより意識障害を呈するのが特徴です．

　Ⅰ型呼吸不全の場合は酸素療法により酸素化の改善は期待できますが，**Ⅱ型呼吸不全**の場合は酸素療法だけでは換気補助の効果は期待できません．そのため人工呼吸器や非侵襲的陽圧換気による換気補助療法を検討する必要があります．

　また慢性的な高二酸化炭素血症がある患者の場合（**COPD**等）は，高濃度酸素を投与することにより呼吸抑制が起き，CO_2ナルコーシスに陥る危険があるため注意が必要です．

Word

*2　**呼吸不全徴候**：詳細はp.14「呼吸不全の臨床症状と身体所見」を参照
*3　**COPD**：chronic obstructive pulmonary disease：慢性閉塞性肺疾患

表1　酸素療法の適応

1	室内気にて$PaO_2 \leqq 60mmHg$または$SaO_2 \leqq 90\%$ ただしⅡ型呼吸不全で慢性呼吸不全の急性増悪は$SpO_2 \leqq 88\%$
2	低酸素血症が予想される場合（呼吸困難，頻脈や徐脈，血圧上昇や低下，チアノーゼ，意識障害，発汗など）
3	低酸素血症の有無に関わらず，以下の場合 • 酸素運搬能が低い場合の補助：心不全・貧血 • 酸素需要増加による相対的な酸素不足状態：発熱，痙攣 • 組織による酸素取り込み効率低下時：敗血症性ショック初期 • 手術後，外傷後の組織への酸素供給 • ショックや高度の貧血，一酸化炭素中毒など組織の酸素供給が阻害されている場合

図2　呼吸不全の分類

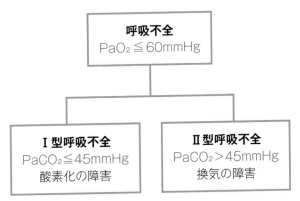

略語	日本語	説明
PaO_2	動脈血 酸素分圧	動脈血中の酸素分圧 正常：90〜100mmHg
SaO_2	動脈血 酸素飽和度	動脈血中の酸素飽和度 正常：96〜99%
$PaCO_2$	動脈血二酸 化炭素分圧	動脈血中の二酸化炭素分圧 正常：35〜45mmHg

低酸素血症の症状

　低酸素血症ではチアノーゼや呼吸困難，頻呼吸，脈拍と血圧の上昇から低下への変化などの症状(図3)が見られます．

$PaO_2 ≦ 60mmHg$：呼吸促迫，頻脈，動悸，高血圧，頻呼吸，失見当識
$PaO_2 ≦ 40mmHg$：チアノーゼ，興奮，不整脈，重度の呼吸困難，低血圧，乏尿
$PaO_2 ≦ 30mmHg$：意識消失
$PaO_2 ≦ 20mmHg$：昏睡，徐脈，チェーン・ストークス呼吸，ショック状態，
　　　　　　　　　　心停止

図3　低酸素血症の症状

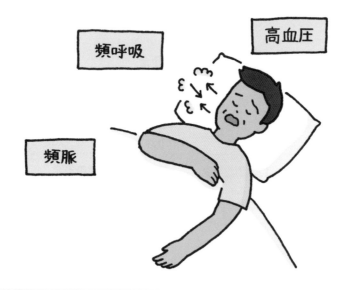

高 二 酸 化 炭 素 血 症 の 症 状

　高二酸化炭素血症では傾眠傾向，呼吸回数の減少などの症状（図4）が見られます．患者の背景（既往にCOPDがある等）から高二酸化炭素血症を疑う場合は，SaO_2値だけでは判断できないため早急に医師に血液ガス検査を依頼し対応することが必要です．

$PaCO_2$ < 10mmHg 以上の上昇：心拍出量増加と末梢血管拡張による手のぬくもり，頭痛，発汗，脈圧増大を伴う高血圧

$PaCO_2$ < 15mmHg 以上の上昇：羽ばたき振戦，傾眠

$PaCO_2$ < 30mmHg 以上の上昇：昏睡，縮瞳

$PaCO_2$ < 40mmHg 以上の上昇：乳頭浮腫

図4　高二酸化炭素血症の症状

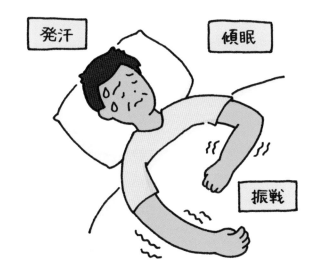

呼吸不全の臨床症状と身体所見

　これらの病態によりPaO$_2$60mmHg以下の低酸素血症に陥るとさまざまな症状を呈しますが，頻呼吸や頻脈等の代償反応により，SaO$_2$値はある程度保たれている場合があります．しかしSaO$_2$値が低下してからの対応では，患者の呼吸予備力はすでに力尽きている可能性が高く，異常の早期発見・対応にはなりません．SaO$_2$値だけではなく，**苦しそうな呼吸様式**（図5）をベッドサイドで早期発見することが重要となります．

　このようにさまざまな病態や場面で酸素療法は行われますが，酸素療法を開始しても努力呼吸や頻呼吸が続く場合は，いずれ呼吸筋疲労により呼吸状態がさらに悪化する可能性も考えられます．そのため状況に合わせた正しい投与方法と目標値を決め，酸素療法の限界も考慮し統合的にアセスメントする必要があります．

図5　苦しそうな呼吸様式＝努力呼吸時の所見

　吸気時の胸鎖乳突筋，呼気時の腹筋や肋間筋などの**呼吸補助筋**（図6）を使った努力呼吸

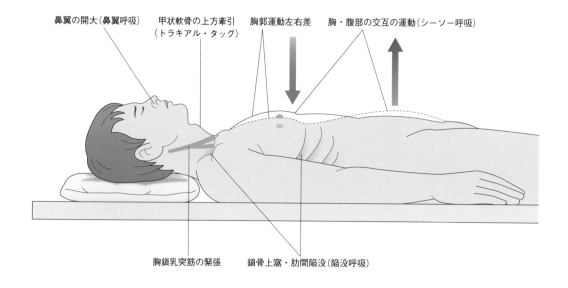

鼻翼の開大（鼻翼呼吸）　　甲状軟骨の上方牽引　　胸郭運動左右差　　胸・腹部の交互の運動（シーソー呼吸）
（トラキアル・タッグ）

胸鎖乳突筋の緊張　　　鎖骨上窩・肋間陥没（陥没呼吸）

呼吸補助筋とは

図6　呼吸補助筋

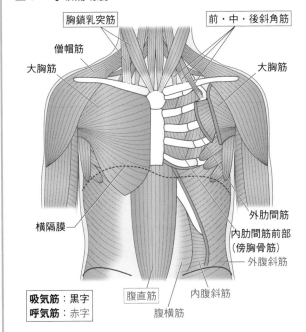

胸鎖乳突筋
僧帽筋
大胸筋
前・中・後斜角筋
大胸筋
横隔膜
外肋間筋
内肋間筋前部
（傍胸骨筋）
外腹斜筋
内腹斜筋
腹直筋
腹横筋

吸気筋：黒字
呼気筋：赤字

呼吸補助筋を使用した呼吸は呼吸不全を疑う重要な症状です．吸気の呼吸補助筋には胸鎖乳突筋や斜角筋があり，呼気には腹直筋があります．

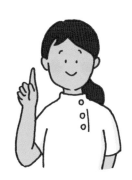

引用・参考文献
1）　田中竜馬：人工呼吸に活かす！呼吸生理がわかる，好きになる．p.152，羊土社，2013．
2）　岩田充永編著：カンタン理解！呼吸のしくみとはたらき．p.38，照林社，2016．
3）　道又元裕編著：人工呼吸ケア「なぜ・何」大百科．照林社，2005．

2 低酸素血症と低酸素症は何が違う？

神戸美樹　藤田医科大学病院ICU　集中ケア認定看護師

Point

- **低酸素血症(hypoxemia)**とは「血液の低酸素状態」であり，動脈血酸素分圧（PaO₂）が80㎜Hg未満に低くなった状態のこと

- **低酸素症(hypoxia)**とは「組織の低酸素状態」であり，組織の細胞が酸素不足になった状態を指し，細胞機能障害を意味する

- **低酸素血症**は，肺胞低換気，シャント，換気血流比不均衡（不均等分布），拡散障害などが原因

- **低酸素症**は，酸素運搬量の減少，酸素利用の障害，酸素消費量の増加で起こる

　低酸素血症 (hypoxemia) とは「血液の低酸素状態」であり，動脈血酸素分圧 (PaO₂) が80mm Hg未満に低くなった状態のことを指します．

　低酸素症 (hypoxia) とは「組織の低酸素状態」であり，組織の細胞が酸素不足になった状態を指し，細胞機能障害を意味します．

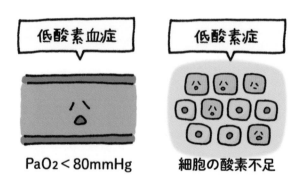

低酸素血症の原因

　低酸素血症の原因は，①肺胞低換気，②換気血流比不均衡（不均等分布），③シャント，④拡散障害で起こり，低酸素血症が急激に生じると低酸素症となります（図1）.

肺胞低換気

　肺胞低換気とは，呼吸運動が低下または肺胞全体に出入りする空気の量が低下することで起こります．換気障害により肺胞に酸素が届かなくなり，その結果，動脈血酸素分圧（PaO_2）が低下し，低酸素血症となります.

　呼吸中枢の抑制（脳血管障害，医療用麻薬投与，睡眠薬過量服用など），神経・筋疾患（ギランバレー症候群，進行性筋ジストロフィー，重症筋無力症など）の疾患などで起こります.

換気血流比不均衡

　換気血流比不均衡（不均等分布）とは換気と血流のバランスが悪い状態の時に起こります．換気量が十分でも血流がない場合，ガス交換に寄与しない酸素が余ってしまうのでPaO_2が低下します．その逆で換気量が少ないのに血流がそれを上回るぐらいある場合には，酸素化されない血液が多くなり結果としてPaO_2は低下し，低酸素血症となります.

シャント

　シャントとは，肺の換気領域を通らないで静脈血のまま動脈に入ることで起こります．シャントがあると静脈血が酸素化されないのでPaO_2が低下し，低酸素血症となります．急性呼吸促迫症候群（acute respiratory distress syndrome：**ARDS**），肺動静脈瘻，先天性心奇形（心房中隔欠損症，心室中隔欠損症など）の疾患で起こります.

図1　低酸素血症の原因

正常	① 肺胞低換気	② 換気血流比不均衡

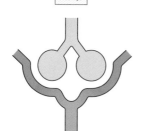 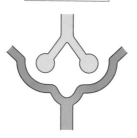 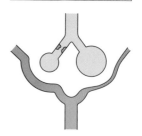

換気＝血流

※吸入気酸素濃度の
　低下も低酸素血症
　を引き起こす

換気＜血流
換気障害により
肺胞に酸素が届
かない

換気＜血流
換気＞血流
が混同し,
バランスが悪い状態

③ シャント	④ 拡散障害

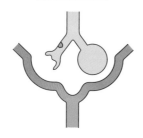 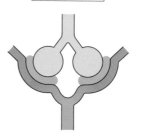

換気＜血流
換気のないところに
血流が素通りする

間質の異常により
肺胞から血液への
酸素の移動が
障害される

拡 散 障 害

　ガス交換は，肺胞と肺胞を取り囲む毛細血管でおこなわれます．**拡散障害**は，その肺胞と毛細血管の間に何らかの障害があると肺胞から血管へ酸素が到達するのに時間がかかってしまい起こります．肺胞から血液への酸素の移動が障害されるため，PaO_2が低下し低酸素血症となります．間質性肺炎やARDS，肺水腫などで生じます．また，肺気腫病変などの肺胞が大きくなることでも起こります．

　低酸素血症が起こっている場合，頻呼吸や頻脈，不整脈，チアノーゼ，見当識障害がみられ，進行すると意識障害，心肺停止となります．慢性に経過している場合は労作時の呼吸困難やばち指などがみられることがあります．

低酸素症の原因

　低酸素症は，酸素運搬量減少，酸素利用障害，酸素消費量増加で起こります．

　私たちは，口から酸素を取り込んで，肺胞で酸素が血液に取り込まれます．取り込んだ酸素の多くは血液中でヘモグロビンと結合して全身に運ばれて消費されます．

　酸素運搬量と酸素消費量のバランス（図2）が崩れた時に組織に十分な酸素が行き届かなくなり低酸素症となります．酸素運搬量の**25〜30%**の酸素が消費されて右心房へ戻ってくるのがベストバランスとなります．

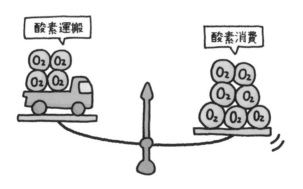

図2　酸素需給バランス

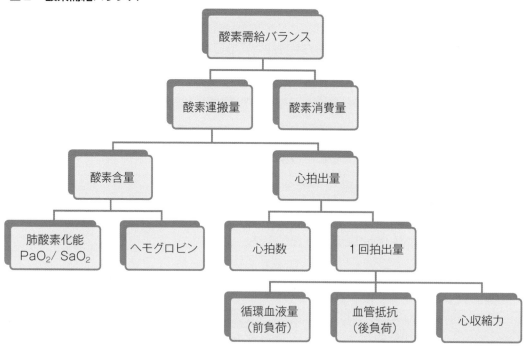

酸素需給バランスの計算方法

　酸素運搬量（DO$_2$）は，動脈血酸素含量（CaO$_2$：以下酸素含量と略す）と心拍出量（CO）
で決定されます．これを計算式にすると，下のような式になります．

$$DO_2(mL/分) = \underline{CaO_2(mL/dL)} \times CO(L/分) \times 10$$
$$\downarrow$$
$$\boxed{(1.34 \times Hb \times SaO_2/100) + (0.003 \times PaO_2)}$$

酸素需給バランスの計算式からも分かるように，酸素含量は，動脈血酸素飽和度(SaO$_2$)，動脈血酸素分圧(PaO$_2$)，ヘモグロビン(Hb)で規定されています．その中でも，**動脈血酸素飽和度(SaO$_2$)とヘモグロビン(Hb)**は酸素の運搬を考えるときに重要な観察項目になります．

血液ガス分析の結果を見たとき，PaO$_2$の値に注目されがちです．しかし，PaO$_2$がいくら高くても，SaO$_2$とHbが低値であれば末梢組織の細胞まで酸素を運搬することが困難となり組織は低酸素状態となります．

したがって，PaO$_2$の値が高いからといって組織に十分な酸素が運搬されているということにはならないため注意しましょう．

そして，酸素の運搬には**心拍出量(CO)**も重要になります．**心拍出量(CO)**は「**心拍数×1回拍出量**」で決まります．1回拍出量を規定している因子は，①前負荷(心臓に戻ってくる血流量)，②後負荷(心臓から血液を送り出すときの抵抗)，③収縮力です．心拍出量(CO)が低下しているときには，これら3因子のどこに障害があるのかを判断していく必要があります．

例えば，出血や脱水で前負荷が低下してしまったり，心不全で心収縮力が弱くなってしまうときには心拍出量(CO)が低下し，組織への酸素運搬量が減少してしまいます．組織への酸素運搬量を維持するために心拍数を上昇し，心拍出量を増やして補ったり，酸素消費量を下げたりして私たちの身体は代償していきます．

健常成人(Hb：15g/dL，SaO$_2$：98%，PaO$_2$：95mmHg，CO：5L/分)の場合を酸素運搬量の式に当てはめてみると，以下のようになります．

$$DO_2 (mL/分) = (1.34 × Hb × SaO_2/100) + (0.003 × PaO_2) × CO × 10$$
$$= (1.34 × 15 × 98/100) + (0.003 × 95) × 5 × 10$$
$$= 19.973 × \underline{50}$$

CaO$_2$の単位は(mL/dL)，COの単位は(L/分)であるため，COの単位を(dL/分)にするため，10を掛けます．

$$≒ 1000mL/分$$

前述したように酸素運搬量（1,000mL/分）の**25～30%**が組織で消費されて戻ってくるのがベストなので，健常成人では安静時の酸素消費量（VO$_2$）は**250mL/分**程度となります．しかし，侵襲やシバリング，発熱，痛みや興奮などで酸素消費量は増加します．私たちがおこなっている全身清拭，体位変換，体重測定，気管内吸引などの看護ケアでも酸素消費量の増加を招くため注意が必要です．

高度な侵襲（例えば敗血症性ショックや大手術後など）によって酸素消費量が増えている状態の時や，貧血や循環血液量減少，ガス交換障害で酸素供給が減少している時に，さらなる酸素消費を招くような看護ケアをおこなってしまうと容易に酸素需給バランスが崩れてしまいます．酸素需給バランスが崩れると低酸素状態となってしまうため，看護ケアをおこなう際にはリスクとベネフィットを考えて実施する必要があります．

乳酸の過剰産生

組織への酸素供給が不足する低酸素状態では，嫌気代謝が亢進し代謝産物である乳酸が過剰に産生されます（図3）．そのため**血清乳酸値（Lac）**の上昇は低酸素症にとって重要な指標となります．

『日本版敗血症診療ガイドライン2020（J-SSCG2020）』で，敗血症性ショックは，「急性循環不全により細胞障害および代謝異常が重度となり，ショックを伴わない敗血症と比べて死亡の危険性が高まる状態」[4]と定義されており，「敗血症性ショックの診断は，平均血圧65mm Hg以上を保つために輸液療法に加えて血管収縮薬を必要とし，かつ血中乳酸値2mmol/L（18mg/dL）を超える場合とする」[4]としています．

乳酸値を測定するということは，酸素需給バランスや重症度のアセスメントにも活用することができると考えられます．

乳酸は，ショック，低酸素症，痙攣などの乳酸産生の増加で上昇します．それ以外では，乳酸代謝は主に肝臓でおこなわれるため肝機能障害を起こした場合には乳酸の代謝がおこなえず乳酸値が上昇します．

また薬物（プロポフォールやアセトアミノフェン）によっても上昇することがあります．乳酸値の上昇は予後の悪化につながる[5]という研究報告もあるため，乳酸値が上昇している場合には，酸素需給バランスの崩れと決めつけるのではなく，乳酸産生による増加なのか乳酸代謝の減少により乳酸値が上昇しているのかを考えなければなりません．

図3　嫌気的解糖と好気的解糖

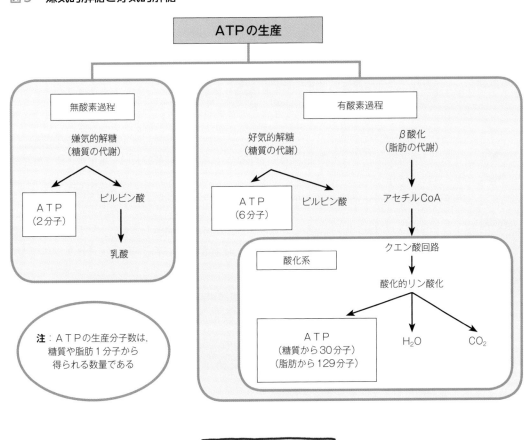

```
                        ┌──────────────┐
                        │  ATPの生産  │
                        └──────────────┘
```

無酸素過程

嫌気的解糖
（糖質の代謝）

ＡＴＰ
（2分子）　　ピルビン酸

乳酸

注：ＡＴＰの生産分子数は，
糖質や脂肪1分子から
得られる数量である

有酸素過程

好気的解糖
（糖質の代謝）　　β酸化
（脂肪の代謝）

ＡＴＰ
（6分子）　　ピルビン酸　　アセチルCoA

クエン酸回路

酸化系

酸化的リン酸化

ＡＴＰ
（糖質から30分子）　　H_2O　　CO_2
（脂肪から129分子）

乳酸値上昇の原因

乳酸産生の増加 ⬆　　　乳酸代謝の低下 ⬇

・ショック　　　　　・肝機能低下
・低酸素症
・痙攣

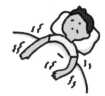

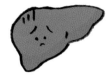

引用・参考文献
1）医療情報科学研究所 編：病気がみえるvol.4呼吸器．メディックメディア，2008．
2）安倍紀一郎，森田敏子：呼吸の調整と酸素の運搬．関連図で理解する呼吸機能学と呼吸器疾患のしくみ．p.80-83，日総研，2009．
3）山勢博彰ほか：酸素化の指標．人工呼吸器離脱のための標準テキスト（日本クリティカルケア看護学会　監）．p.76-77，学研メディカル秀潤社，2015．
4）西田修ほか：日本版敗血症診療ガイドライン2020，日本集中治療医学会雑誌，Vol28，S120-122，2021．
5）Casserly B，et al．：Actate measurements in sepsisinduced tissue hypoperfusion:results from the surviving sepsis campaign database．Crit Care Med，p.567-573，2015．
6）古川力丸：ナース・研修医のための世界でいちばん簡単に血ガスがわかる，使いこなせる本．メディカ出版，2016．

Teaching Unit **3**

酸素化の指標は どこをどう見る？

神戸美樹　藤田医科大学病院看護部 ICU　集中ケア認定看護師

Point

- SpO_2 が90％のときに PO_2 は60mmHgに相当し，ここを下回ると**酸素解離曲線**が急激に下降するため，呼吸回数や呼吸様式のアセスメントが重要となる
- 酸素化能が正常かどうかを判断する指標は**P/F比**．P/F比の正常値は400以上であり，急性呼吸促迫症候群の重症度判定にも用いる
- **A-aDO₂** は正常なガス交換が行われているかをみる指標．肺胞の一部に何らかの異常があり，正常なガス交換ができない場合A-aDO₂は開大する
- **血液ガス**は，結果から原因を考え，フィジカルアセスメントを行って，患者観察やケアに活かすことが大切

酸素化を評価する項目

「酸素化が良くなった」「酸素化が悪い」など臨床でよく使われている言葉ですが，どのような項目をみて酸素化は評価されるかを説明していきたいと思います．

酸素化とは，酸素が血液に取り込まれることです．酸素化にかかわる評価項目のうち最も一般的なモニタリング項目はパルスオキシメーターを用いて経皮的に測定する**経皮的酸素飽和度**（以下，**SpO_2**）です．

SpO_2 は「第5のバイタルサイン」とも言われ，臨床では欠かせないモニターの一つとなっています．最近では，新型コロナウイルス感染症の自宅療養者への健康観察においてパルスオキシメーターを活用している自治体が増えてきています．

SpO₂と酸素解離曲線

酸素飽和度は，血液中のヘモグロビンに何％の酸素が結合しているかを示したものです．正常値は**95％以上**となっており，**酸素解離曲線**を用いると酸素分圧（PO₂）を予測することができます（図1）．

図1　酸素解離曲線と症状

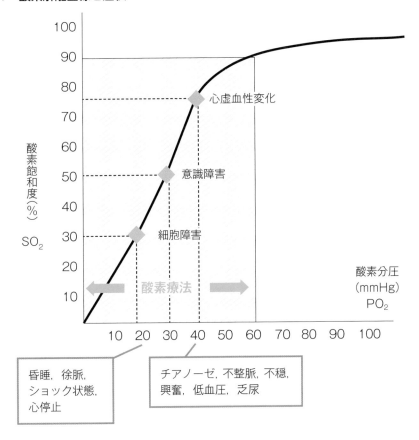

SO₂	PO₂	ポイント
98	97	健常者動脈血
95	80	老年健常者静脈血
90	60	呼吸不全の定義
88	55	在宅酸素療法適応基準値
75	40	正常静脈血
50	27	P_{50}
35	20	耐えうる最低点

SpO_2が**90%**のときにPO_2は**60mmHg**に相当し，ここがポイントとなります．このポイントを下回ると曲線が急激に下降していきます．SpO_2 **90%**は呼吸不全の定義となっており，酸素投与の基準にもなっています．臨床では非侵襲的に数値が出るため用いられやすいSpO_2ですが，酸素解離曲線から分かるように，PO_2が**200mmHg**でも**300mmHg**でもSpO_2は**100%**を示すため，気づかない間にPO_2が**200mmHg**から**100mmHg**に急激に低下している場合があります（図2）．

気づかずに発見が遅れるということが起こらないように，数値ばかりに頼るのではなく呼吸回数や呼吸様式を合わせてアセスメントすることが重要となります．

酸素化能の指標P/F比

また，SpO_2や動脈血酸素分圧（PaO_2）は酸素濃度により変化します．ルームエアーでSpO_2が**98%**の場合もあれば人工呼吸器装着中で酸素濃度を100%にしていてSpO_2が**98%**の場合もあるため，SpO_2が正常だからといって酸素化が良いということにはなりません．

図2 SO_2が100%のときのPO_2

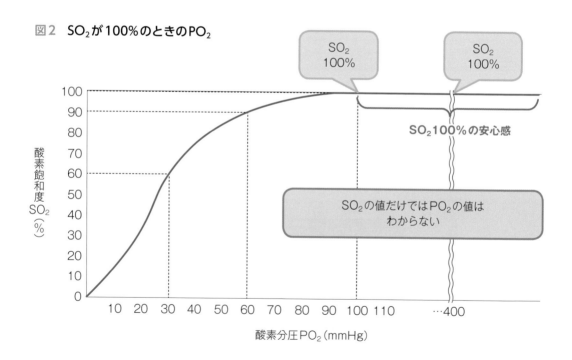

酸素化能が正常なのか異常なのかを見極める指標の一つに「**酸素分圧 (PaO$_2$) を吸入酸素濃度 (inspired oxygen fraction:F$_I$O$_2$) で割った数値 P/F 比 (oxygen index：酸素化係数)**」があります．P/F 比の正常値は **400 以上**であり，急性呼吸促迫症候群 (acute respiratory distress syndrome:ARDS) の重症度判定にも用いられています．

例えば，人工呼吸器装着中で F$_I$O$_2$ 0.7 で PaO$_2$ 140mmHg の患者 A さんと，人工呼吸器装着中で F$_I$O$_2$ 0.4 で PaO$_2$ 90mmHg の患者 B さんではどちらの方が，酸素化が良いでしょうか？　計算してみると，次のようになります．

患者 A さん：P/F＝140÷0.7＝200

患者 B さん：P/F＝90÷0.4＝225

これにより患者 B さんのほうが，酸素化が良いことが分かります．

表 1 を用いることで，人工呼吸器装着患者だけではなく酸素投与をおこなっている患者の P/F 比を求めることができます．動脈血採血が困難である場合には先に述べた酸素解離曲線を用いて SpO$_2$ から PaO$_2$ を予測して，P/F 比を求めることが可能です．

表 1　酸素流量と吸入酸素濃度の目安

	酸素投与量 L/ 分	F$_I$O$_2$
鼻カニュラ	1	0.24
	2	0.28
	3	0.32
	4	0.36
酸素マスク	5	0.4
	6	0.5
	7	0.6
リザーバー付酸素マスク	7	0.7
	8	0.8
	9	0.8 以上
	10	0.8 以上

肺胞気－動脈血酸素分圧較差（A-aDO₂）

肺胞気－動脈血酸素分圧較差（partial pressure difference of alveolar-arterial oxygen：A-aDO₂：以下，A-aDO₂）とは，肺胞内の酸素（肺胞気）と動脈血の酸素分圧の差のことをいいます．計算式は「**A-aDO₂＝肺胞気酸素分圧（P$_A$O₂）－動脈血酸素分圧（PaO₂）**」となります．

正常なガス交換の場合，**A-aDO₂＝0**となりますが，実際は生理学的シャントやすべての肺胞が十分に換気されているわけではないので，正常でもおよそ5～15mmHgの差が生じます．肺胞の一部に何らかの異常があり，正常なガス交換ができない場合A-aDO₂は開大します（図3）.

A-aDO₂は次の計算式で求めることができます．

> **A-aDO₂＝P$_A$O₂－PaO₂・・・①**
>
> **P$_A$O₂＝P$_I$O₂－（PaCO₂）/R・・・②**
>
> [P$_I$O₂：吸入酸素分圧，
>
> R:呼吸商（通常0.8で計算します）]
>
> **P$_I$O₂＝(760－47)×F$_I$O₂・・・③**
>
> **①に②③を代入すると，**
>
> **A-aDO₂＝(760－47)×F$_I$O₂－（PaCO₂/0.8）－PaO₂となります．**

※760：大気圧，47：飽和水蒸気圧

正常値は空気吸入下では**10mmHg以下**，100%酸素濃度下では**200mmHg**となります．A-aDO₂が開大する病態としては前項で述べた，拡散障害，シャント，換気血流比不均衡となります．

図3　換気血流比不均衡

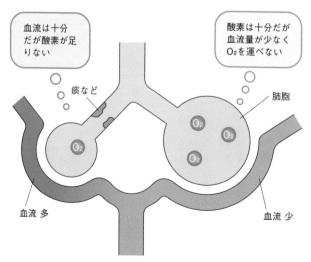

動脈血ガス分析の項目と値の見方

　動脈血ガス分析では，肺のガス交換機能，酸塩基平衡の状態を知ることができ，生体内で起こっている反応の原因を迅速に把握することができます．動脈血ガス分析の項目は**表2**の通りです．

■pH

　体液の水素イオン濃度（H^+）を表したもので，生体内ではpHは7.4±0.5の狭い範囲で保たれています．H^+すなわち酸が多ければpHは下がり，H^+が少なければpHは上がります．酸塩基平衡の指標として用いられます．

■動脈血二酸化炭素分圧（$PaCO_2$）

　$PaCO_2$は，動脈血の二酸化炭素分圧であり，換気の指標として用いられます．$PaCO_2$は健康成人で**40mmHg前後**となります．

■動脈血酸素分圧（PaO_2）

　PaO_2は，動脈血の酸素分圧であり，酸素化の指標として用いられます．PaO_2は健康成人で**97mmHg前後**ですが，加齢とともに低下してきます．一般的に**PaO_2 60mmHg以下**で呼吸不全と定義されます．

■動脈血酸素飽和度（SaO_2）

　酸素と結合したヘモグロビンの割合を示したものです．血中ヘモグロビンが何%酸素と結合しているかを表します．SaO_2をパルスオキシメーターで経皮的に測定したものをSpO_2といいます．

表2　**動脈血ガス分析の項目と基準値**

項目	基準値	指標
pH	7.35 〜 7.45	酸塩基平衡の指標
動脈血二酸化炭素分圧（$PaCO_2$）	35 〜 45mmHg	ガス交換の指標 酸塩基平衡の指標
動脈血酸素分圧（PaO_2）	80 〜 100mmHg	ガス交換の指標
動脈血酸素飽和度（SaO_2）	95% 以上	ガス交換の指標
重炭酸イオン（HCO_3^-）	22 〜 26mEq/L	酸塩基平衡の指標
BE	− 2 〜 +2mEq/L	酸塩基平衡の指標

■重炭酸イオン（HCO_3^-）

HCO_3^-は，腎臓における酸塩基平衡の調節因子で，体内で酸を中和する働きをします．HCO_3^-の増加はアルカリ性へ，減少は酸性に傾いていることを意味しています．動脈血における正常値は**$24 \pm 2mEq/L$**です．

■BE（base excess：ベースエクセス）

baseは塩基，excessは過剰という意味です．代謝性因子の指標として用いられるもので，**$37℃$，$PaCO_2 40mmHg$**の血液を**pH7.40**にするために必要な塩基の量のことです．HCO_3^-の値から**$24mmol/L$**を引いて求めます．正常値は**$0 \pm 2mEq/L$**です．基準値より低値の場合は代謝性アシドーシスとなり，基準値より高値の場合は代謝性アルカローシスとなります．

■酸塩基平衡

酸塩基平衡とは体液中の**pH7.40**を保つように酸・塩基のバランスをとることです．

pHは以下の三つによって調整されています．

①血液や体液の緩衝系

②呼吸による調節（CO_2の排出）

③腎臓による調節（リン酸や硫酸の排泄，尿細管でHCO_3^-の再吸収およびH^+の排泄）

pHが7.35未満になった状態を酸血症（アシデミア），pHが7.45以上の状態をアルカリ血症（アルカレミア）といいます．臨床では「アシドーシス」「アルカローシス」とそれぞれ呼ばれていることが多いと思いますが，体内の血液が酸に傾いているか，アルカリに傾いているかを話す時にはアシデミア，アルカレミアと言います．

血液ガスを読む5ステップ

血液ガスを読むときは，次の五つのステップをたどることによって判読できます．

STEP 1

pHから，アシデミアかアルカレミアかを判断します（この時，pHは7.40を基準とします）．

pH＜7.40➡アシデミア

pH＞7.40➡アルカレミア

STEP 2

　血液ガス異常が$PaCO_2$の変化によるものか，$HCO_3{}^-$の変化によるものかを判断します（図4）．

　STEP1でアシデミアとなれば，**$PaCO_2 > 40$mmHgの場合は呼吸性アシドーシス**，**$HCO_3{}^- < 24$mEq/Lの場合は代謝性アシドーシス**となります．

　STEP1でアルカレミアとなれば，**$PaCO_2 < 40$mmHgの場合は呼吸性アルカローシス**となり，**$HCO_3{}^- > 24$mEq/Lの場合は代謝性アルカローシス**となります．

STEP 3

　代謝性アシドーシスの場合，アニオンギャップ（anion gap：AG）を計算します．

　体内の電解質はすべて陽イオンと陰イオンに分けることができ，その総和は等しくなります．血液中の陽イオン（Na^+）の総量と陰イオン（Cl^-，$HCO_3{}^-$，乳酸，ケトン体，硫酸イオン，リン酸イオンなど）の差のことをAGといいます．

図4　酸塩基平衡

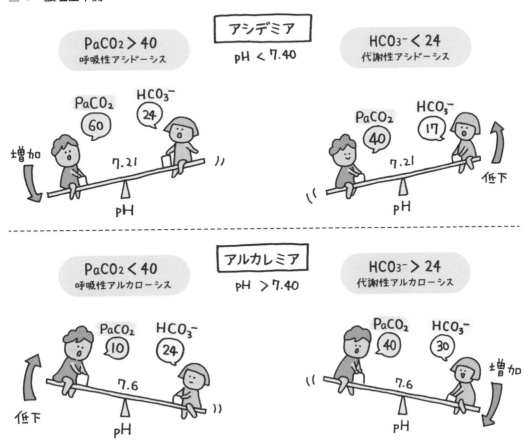

AGの計算式は，**AG＝Na⁺－（Cl⁻＋HCO₃⁻）**

AGの正常値は**12±2mEq/L**です．AGが異常値の場合には，その原因がHCO₃⁻の減少によるものか，その他の酸の増加によるのかを鑑別します（図5）．

STEP 4

代償反応が適当かを確認します．生体は，pHが7.40から逸脱した場合，元に戻そうと反応します．$PaCO_2$（呼吸）によりpHが逸脱した場合はHCO_3^-（腎臓）が元に戻そうと働き，反対にHCO_3^-によりpHが逸脱した場合には$PaCO_2$が調整されpHを7.4に戻そうと働きます．このようにどちらかが異常になると他方がそれを補うように働くことが代償反応となります．

図5　アニオンギャップ（AG）

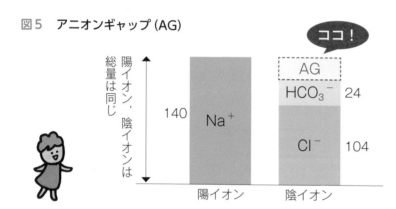

ココ！

測定できない，微量な陰イオン
例：乳酸，アセト酢酸，ケトン体，SO_4^-，NO_4^-など

**代謝性アシドーシスがあるが
AGが開大していない場合**

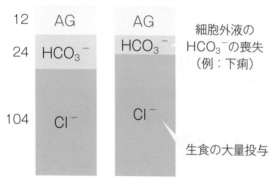

細胞外液のHCO_3^-の喪失（例：下痢）

生食の大量投与

**代謝性アシドーシスがあり
AGが開大している場合**

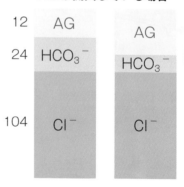

乳酸やケトン体の蓄積

・腎不全
・糖尿病性ケトアシドーシス
・乳酸アシドーシス
・薬物中毒

　代償反応には限界があるため，pH7.4を超えて逆転することはありません．また代償反応の発現までの時間は，肺による呼吸調整が20分程度で速やかに行われるのに対し，腎臓による調整は6〜12時間後から始まり，2日以上を要する場合があります．

STEP 5

血液分析結果から原因を探します（表3）．

表3　**酸塩基平衡とそれぞれの原因**

酸塩基平衡	原因	
呼吸性アシドーシス（pH7.4以下，$PaCO_2$40以上）	気道閉塞，呼吸筋の機能低下［胸部，肺疾患（COPDなど），呼吸筋疲労］，頭蓋内病変，不適切な機械換気，薬剤性（鎮痛薬，麻薬，神経筋遮断薬）	
呼吸性アルカローシス（pH7.4以上，$PaCO_2$40以下）	中枢性の呼吸刺激（発熱，疼痛，呼吸苦，不安，不穏など），過換気症候群	
代謝性アシドーシス（pH7.4以下，HCO_3^-24以下）	AGが正常（10〜14）	HCO_3^-の消失（下痢，腎からの喪失），生理食塩液の大量投与
	AGが増加（14以上）	酸産生の増加（ショックによる乳酸アシドーシス，糖尿病性・アルコール性ケトアシドーシス，尿毒症），酸排泄の低下（尿毒症），中毒（サリチル酸，エタノール）
呼吸性アルカローシス（pH7.4以上，HCO_3^-24以上）	嘔吐，胃液の吸引，低カリウム血症，血液製剤の大量投与，重炭酸ナトリウム投与，利尿薬投与	

＊ ＊ ＊ おわりに ＊ ＊ ＊

　血液ガスは，結果を見て〇〇性のアシドーシスかアルカローシスかを見極めることも重要ですが，そこから原因を考えてフィジカルアセスメントをおこない，その結果も踏まえて医師へ報告することが大切です．

　例えば，代謝性アシドーシスの場合，酸性に傾かないよう呼吸回数を増やして酸を排泄させるという代償が働きます．患者の呼吸回数をしっかりと測定し，安楽な体位で呼吸ができるよう援助したり，アシドーシスの進行から低血圧や不整脈が出ないかモニター観察を実施していくことなどが看護をおこなううえで重要となります．

引用・参考文献
1）医療情報科学研究所編：病気がみえるvol.4呼吸器．メディックメディア，2008.
2）安倍紀一郎，森田敏子：呼吸の調整と酸素の運搬－Hbが組織の酸素需給量に応じて酸素を与えるしくみ．関連図で理解する呼吸機能学と呼吸器疾患のしくみ．p.77-79，日総研，2009.
3）山勢博彰ほか：酸素化の指標．人工呼吸器離脱のための標準テキスト（日本クリティカルケア看護学会　監）．p.76-80，学研メディカル秀潤社，2015.
4）古川力丸：ナース・研修医のための世界でいちばん血ガスがわかる，使いこなせる本．メディカ出版，2016.
5）道又元裕編著：人工呼吸ケア「なぜ・何」大百科．照林社，2005.

Chapter II

酸素投与の実際

Teaching Unit 1

酸素投与はどのように行う？器具の選び方は？

小枝千尋　防衛医科大学校病院看護部　集中ケア認定看護師

Point

- **低流量システム**は，酸素ガスの供給量が**30L/分以下**
- **低流量システム**は，患者の呼吸様式によって，酸素濃度が変化する
- **高流量システム**は，酸素ガスの供給量が**30L/分以上**
- **高流量システム**は，患者の呼吸様式に関わらず安定した吸入酸素濃度を維持することができる

　酸素の投与方法は，低流量システムと高流量システムの2種類に分けられます．これは，ふだん私たちが目にする「酸素流量計が示す目盛り」ではなく，患者が「吸気で必要とする酸素ガス流量」を超えているか，いないかで区別されています．

　成人の場合，1回の呼吸で約500mLを吸います．吸気時間を1秒とすると，1秒間に500mLをいつでも吸えるようにするためには，500mL×60秒＝30,000mL，つまり30L/分が必要です．この**30L/分以上**の酸素ガス流量投与が可能なものを**高流量システム**，**30L/分以下**のものを**低流量システム**といいます（表1）．

　この30L/分の酸素ガスは，酸素と空気が混合されており，酸素濃度（F_IO_2）を決定します．酸素マスクで5L/分投与している場合，5Lは100％純酸素を，残りの25Lは周りの空気を吸い込んでいます．

表1　酸素療法の投与方法と特徴

低流量システム	
• 酸素ガスの供給量が30L/分以下 • 患者の呼吸様式によって酸素濃度が変化する	
主なデバイス	**デバイスの特徴**
鼻カニュラ 鼻カニュラ サティン成人用ストレート (Intersurgical Ltd.)	• 酸素吸入をしながら会話や食事が可能 • 常時口呼吸の患者には効果が期待できない • 酸素流量が多い場合(とくに5L/分以上)は鼻の違和感が増強し，酸素濃度の上昇も期待できないため推奨されていない
簡易酸素マスク エコライト 中濃度酸素マスク成人用 (Intersurgical Ltd.)	• 酸素流量が少ない場合，マスク内に呼気がとどまり，呼気を再吸入する可能性があるため，5L/分以上の酸素流量を維持する • 高二酸化炭素血症が懸念される場合は，**CO_2ナルコーシス**[※1]の危険がある
開放型酸素吸入システム OxyMask™ (コヴィディエンジャパン)	• マスクが開放されており，少ない流量でも呼気の再吸入を防ぐことができる • 酸素の噴出方向が鼻に向けて傾けてあり，効率的に酸素吸入が可能 • 圧迫感が少なく，飲水や会話，喀痰吸引がしやすい
リザーバー付酸素マスク 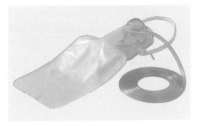 オキシジェンマスク(スリーインワン型) 大人用(日本メディカルネクスト)	• リザーバーバッグ内に酸素を貯めて，60％以上の高濃度酸素が必要な場合に選択する • 一方弁が正常に作動しているか，リザーバーバッグが充分に膨らみ，吸気時はリザーバーバッグがしぼむことを確認する • マスクが顔に密着していないと，吸気時にもマスク周囲の空気がマスク内へ吸い込まれるため，吸入濃度は安定しない

高流量システム

- 酸素ガスの供給量が30L/分以上
- 患者の呼吸様式に関わらず安定した吸入酸素濃度を維持することができる

主なデバイス	デバイスの特徴
ベンチュリーマスク 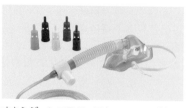 オキシジェンマスク　アキュロックス型 大人用(日本メディカルネクスト)	- **ベンチュリー効果**[※2]を利用することで高流量を作り出すことができる - ダイリューターを変更すると酸素濃度が調整可能となり，最大50％までの酸素濃度の投与が可能 - 吸入酸素濃度の調整が必要なⅡ型呼吸不全患者などに適している
ネブライザー式酸素吸入器 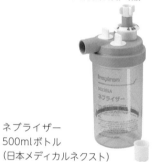 ネブライザー 500mlボトル (日本メディカルネクスト)	- ベンチュリーマスクの効果にネブライザー機能を備えたもの - 充分な加湿を補い，ダイヤルで酸素濃度を調整することが可能 - 閉鎖式加湿システムが多く開発されておりさまざまな種類がある(**写真1，2**) - 開胸術後で喀痰喀出困難患者などに適している
高流量ネブライザー式酸素吸入器 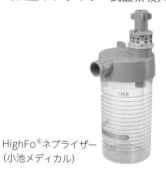 HighFo®ネブライザー (小池メディカル)	- **ベンチュリー効果**[※2]を利用して，酸素濃度40～98％までの高濃度酸素投与を安定して行うことが可能 - 低流量もしくは高流量システムによる酸素投与でも十分な効果が得られない患者から，人工呼吸器や非侵襲的陽圧換気(NPPV)療法を要する患者までが適応となる - 酸素流量は最大35L/分が必要であり，専用の高流量の酸素流量計を使用する
高流量鼻カニュラ：HFNC 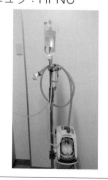	- 酸素ガスを加温加湿することで，30～60L/分の高流量酸素投与が可能 - 酸素濃度は21～100％で設定できる - 高流量で酸素投与を行うことにより，鼻腔や頭蓋腔といった解剖学的死腔の洗い流し効果で，二酸化炭素の再吸収を抑えて換気補助し，呼吸仕事量・呼吸困難感を軽減する - 会話，飲食，排痰も可能でマスクによる閉塞感もなく，ＡＤＬが維持できる(**写真3**)

写真1　Aquaprime®ネブライザシステム
（インターメドジャパン）

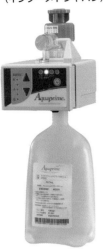

写真2　イージーウォーターネブライザーシステム
（日本メディカルネクスト）

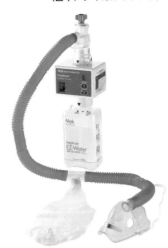

写真3　AIRVO™2（エアボー2）
（フィッシャー&パイケルヘルスケア）

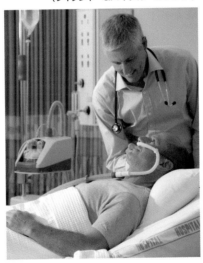

Word

※1　**CO_2ナルコーシス**：高二酸化炭素血症により重度の呼吸性アシドーシスとなり中枢神経系の異常（意識障害）を呈する病態[1]です．脳血管障害や薬物中毒による中枢神経障害，重症筋無力症や筋萎縮性側索硬化症などの神経筋疾患，COPDや肺結核後遺症などの呼吸器疾患を有する患者は，高二酸化炭素血症をきたします．高濃度の酸素を投与することで，体内酸素量が過剰と判断され呼吸抑制もしくは停止してしまいます．

※2　**ベンチュリー効果**：小さな出口から高圧の酸素を流してジェット流を作ると，ジェット流の周囲が陰圧になります．ここから空気を引き込み酸素と空気を混合します[2]．通常，酸素流量計は最大15L/分が最大となり30L/分には足りません．そこで，ベンチュリー効果を利用して，30L/分以上の酸素流量を作ります（図1）．

図1　ベンチュリー効果

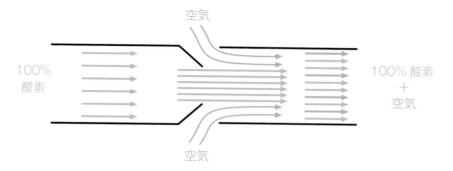

空気

100%
酸素

100% 酸素
＋
空気

空気

低流量システムの特徴

　低流量システムは，患者の呼吸様式によって，酸素濃度が変化します．例えば，1回の呼吸で吸入する量（1回換気量）が多い場合や，速い呼吸の患者に低流量システムを使用した場合，目安とする酸素濃度より低くなります．

　マスクの構造にも違いがあります（図2）．

図2　マスクの構造

簡易酸素マスク

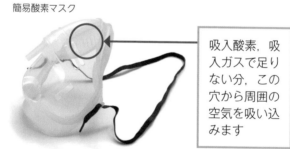

吸入酸素，吸入ガスで足りない分，この穴から周囲の空気を吸い込みます

エコライト 中濃度酸素マスク成人用(Intersurgical Ltd.)

リザーバー付酸素マスク

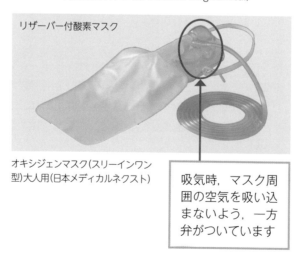

オキシジェンマスク(スリーインワン型)大人用(日本メディカルネクスト)

吸気時，マスク周囲の空気を吸い込まないよう，一方弁がついています

高流量システムの特徴

　高流量システムは酸素ガスの供給量が30L/分以上で，患者の呼吸様式に関わらず安定した吸入酸素濃度を維持することができます．

HFNCの適応と禁忌[3]

【適応】
- 呼吸不全，心不全など著明な低酸素状態の患者
- 酸素濃度60%以上が必要な患者
- 安定した酸素濃度が必要な患者
- 1回換気量が多い患者
- リザーバーマスクでもSpO$_2$が90%以上にならない患者　　など

【禁忌】
- 自発呼吸がない患者
- 換気補助が必要な患者
- 鼻出血，鼻閉塞の患者
- 上気道閉塞の患者
- 顎顔面外傷などの患者　　など

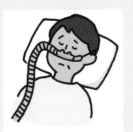

引用・参考文献
1）日本呼吸ケア・リハビリテーション学会，日本呼吸器学会：酸素療法マニュアル．p.34-40，44-51，60-64，90，メディカルレビュー社，2018．
2）コヴィディエンジャパン：呼吸ケア 酸素投与器具，コヴィディエンジャパン，2021．
　oxygen-clinical-new-web.pdf (medtronic.com)より2021年6月検索
3）道又元裕監：すごく役立つ急性期の呼吸管理．p.16-20，25，36-40，学研メディカル秀潤社，2020．
4）自治医科大学附属さいたま医療センターRST：これならわかる！人工呼吸器の使い方（讃井將満監）．p.32-35，59-64，ナツメ社，2018．
5）道又元裕編：新 人工呼吸ケアのすべてがわかる本．p.112-116，128-129，照林社，2014．

Teaching Unit **2**

酸素投与の方法によって吸入する酸素濃度はどう変わる？

小枝千尋　防衛医科大学校病院看護部　集中ケア認定看護師

Point

- **低流量システム**では，酸素濃度は患者の呼吸状態に左右される
- **高流量システム**では，酸素濃度は患者の呼吸状態に関わらず，**一定の酸素濃度**が保たれる
- それぞれのデバイスの特徴を理解し使用する

低流量システムの場合

　酸素流量により，おおむね表1〜4のような酸素濃度が得られます．しかし，患者の呼吸様式やデバイスのフィット状況によって変化します．あくまで目安であることを理解しておきましょう．

表1　鼻カニュラの酸素流量と
　　　おおよその吸入酸素濃度

酸素流量（L／分）	吸入酸素濃度（%）
1	24
2	28
3	32
4	36
5	40
6	44

表2　簡易酸素マスクの酸素流量と
　　　おおよその吸入酸素濃度

酸素流量（L／分）	吸入酸素濃度（%）
5 ～ 6	40
6 ～ 7	50
7 ～ 8	60

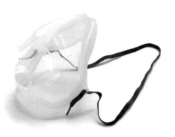

エコライト中濃度酸素マスク成人用
（Intersurgical Ltd.）

酸素濃度（%）≒ 8 ×酸素流量

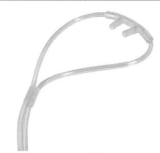

鼻カニュラサティン成人用ストレート
（Intersurgical Ltd.）

酸素濃度（%）＝ 4 ×酸素流量＋ 20

表3　開放型酸素吸入システムの酸素流量と
　　　おおよその吸入酸素濃度

酸素流量（L／分）	吸入酸素濃度（%）
3	40
5	50
10	60

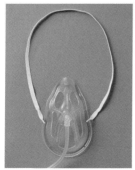

OxyMask™（コヴィディエン
ジャパン）

表4　リザーバー付酸素マスクの酸素流量と
　　　おおよその吸入酸素濃度

酸素流量（L／分）	吸入酸素濃度（%）
6	60
7	70
8	80
9	90
10	90 ～

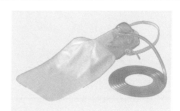

オキシジェンマスク（スリーインワン型）
大人用（日本メディカルネクスト）

酸素濃度（%）＝ 10 ×酸素流量

高流量システムの場合

　高流量システムは，患者の呼吸様式に関係なく設定した濃度の酸素ガスを供給することができます．供給される酸素ガス，つまり酸素と空気の混合比の調整には，①空気の取り込み口の大きさを変える方法と，②酸素の流出口の大きさを変える方法があります．配管からの酸素流量とマスクから出てくる供給酸素ガス流量（トータルフロー）の関係性は**図1**の式で示され，この関係は**図2**となります．通常の酸素流量計の最大流量は**15L**までです．その中で，トータルフローが**30L/分以上**の高流量となるよう，設定酸素濃度と酸素流量を決めることが重要となります．

図1　酸素流量とトータルフローとの関係式

$$Y=100-21/P-21 × X$$

Y　：トータルフロー（L/分）
P　：設定酸素濃度（%）
21：室内酸素濃度（%）
X　：酸素流量（L/分）

図2　酸素流量とマスクから流れるトータルフローとの関係

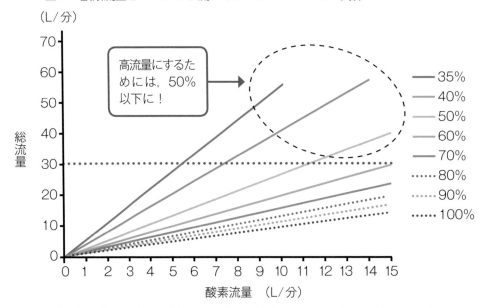

道又元裕 監：すごく役立つ急性期の呼吸管理．p.39，学研メディカル秀潤社，2020．より転載，一部改変

ベンチュリーマスク

　ダイリューターを利用し酸素の流出口の大きさを変えることで，**最適酸素流量**を投与し，設定された酸素濃度を安定して投与することができます（表5）.

　ダイリューター1個に対し必要な酸素流量が決まっているため，酸素投与量を増やしても酸素濃度は変わりません.

ネブライザー式酸素吸入器

　インスピロン®ネブライザーは，ダイヤルで酸素濃度を調整することが可能です（写真1）. 表6の赤字で示す箇所が，高流量システムが確保できる酸素流量と酸素濃度の設定です. インスピロン®ネブライザーでは，病棟で使用される酸素流量計は最大**15L/分**のため，**50〜60%以上**の酸素濃度設定とすると，トータルフローが減少することに注意が必要です. 閉鎖式加湿システムは，加温ヒーターに設定酸素流量と酸素濃度の表が記載されています（表7）.

高流量ネブライザー式酸素吸入器

　設定酸素濃度ごとに，**推奨酸素流量**が決められています（表8）. 供給される酸素ガス流量は常に**30L/分以上**ありますが，専用の酸素流量計が必要です. 酸素流量の目盛りを設定酸素濃度に合わせ，印字されている推奨流量どおりに酸素流量計の設定を行います.

高流量鼻カニュラ：HFNC

　酸素と空気のブレンダー，酸素濃度計，高性能加温加湿器とセンサー付きの熱線入り加温回路から構成されています（図3）. 機種によっては，加温加湿器とブレンダーと流量計が一体化したものや（写真2），酸素流量によりベンチュリー効果で外気とブレンドすることで吸気ガスを作成するものもあります.

　酸素濃度は**21〜100%**で設定でき，**30〜60L/分**の高流量酸素投与が可能です. 設定項目は，「供給酸素ガス流量」「酸素濃度」「温度」の三つです.

表5　ベンチュリー酸素流量と酸素濃度

ダイリューター	設定酸素濃度（%）	推奨酸素流量（L/分）	トータルフロー（L/分）
青	24	2	52
黄	28	4	44
白	31	6	47
緑	35	8	44
赤	40	8	33
橙	50	12	32

画像提供：日本メディカルネクスト
※メーカーによって色，推奨酸素流量は異なります

写真1　インスピロン®ネブライザー
（日本メディカルネクスト）

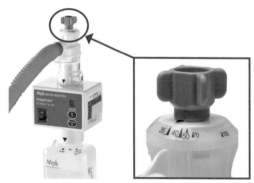

5段階の酸素濃度ダイヤルで
設定酸素濃度を調整

表6　インスピロン®ネブライザーの設定によるトータルフロー（L/分）

酸素流量/酸素濃度	6L	7L	8L	9L	10L	11L	12L	13L	14L	15L
100%	6	7	8	9	10	11	12	13	14	15
70%	10	11	13	15	16	18	19	21	23	24
60%	12	14	16	18	20	22	24	26	28	30
50%	16	19	22	25	27	30	33	35	38	41
40%	25	29	33	37	42	46	49	54	58	62
35%	34	40	45	51	56	62	68	73	79	84

表7 Aquaprime®ネブライザシステムによる設定酸素流量と酸素濃度

酸素流量	酸素濃度(%)							
(L/分)	31%	30%	35%	40%	50%	60%	80%	98%
4	32	26	23	17	11	8	5	4
5	40	33	28	21	14	10	7	5
6	47	40	34	25	16	12	8	6
7	55	46	40	29	19	14	9	7
8	63	53	45	33	22	16	11	8
9	71	59	51	37	25	18	12	9
10	79	66	56	42	27	20	13	10
11	87	72	62	46	30	22	15	11
12	95	79	68	50	33	24	16	12

トータルフロー＝[(100-21)／(設定酸素濃度-21)]×酸素流量計の流量
※トータルフローは計算式に基づく理論値です

表8 High FO®ネブライザーの酸素流量と酸素濃度

酸素流量 （L／分）	吸入酸素濃度 （%）	トータルフロー （L／分）
10	40	42
15	50	41
20	60	41
25	70	40
30	80	40
35	90	40
35	98	36

写真2 AIRVO™2（エアボー2）
（フィッシャー＆パイケルヘルスケア）

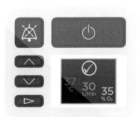

AIRVO™2（エアボー2）は，加温加湿器とブレンダーと流量計が一体化した機器です．設定項目がデジタル表記されています

図3　HFNCシステム

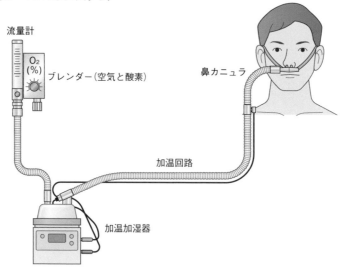

流量計

O₂ (%)

ブレンダー（空気と酸素）

鼻カニュラ

加温回路

加温加湿器

引用・参考文献
1）日本呼吸ケア・リハビリテーション学会，日本呼吸器学会 編：酸素療法マニュアル. p.34-40，44-51，60-64，90-91，
　　メディカルレビュー社，2018.
2）道又元裕 監：すごく役立つ急性期の呼吸管理. p.39，学研メディカル秀潤社，2020.
3）自治医科大学附属さいたま医療センター RST：これならわかる！人工呼吸器の使い方（讃井將満 監）. p.32-35，59-64，
　　ナツメ社，2018.
4）道又元裕 編：新 人工呼吸ケアのすべてがわかる本. p.112-116，128-129，照林社，2014.
5）Fisher & Paykel　HEALTHCARE：AIRVO™ 2によるOptiflow™ネーザルハイフロー療法.
　　https://www.fphcare.com/ja-jp/hospital/adult-respiratory/optiflow/airvo-2-system/より2021年3月検索
6）Nishimura M，et al.：High-flow nasal cannula oxygen therapy in adults.
　　J Intensivev Care，3（1）：15，2015.

Teaching Unit

3 酸素流量計は どうみればいいの？

芳川智子　獨協医科大学埼玉医療センター ICU・HCU　集中ケア認定看護師

Point

- 酸素流量計とは，酸素療法を行う際に，酸素投与量を調整して提供する医療システム．流量計の見方は種類によって変わる
- フロート式流量計はフロートの種類に応じて，正しい位置でフロートと水平に流量を読み，流量計の接続部位の緩みに注意する
- ダイヤル式流量計は，窓の中央から数値がずれていると，必要な酸素は流れないので注意する
- 酸素ボンベに使用する流量計は，周囲に流量計の破片が飛散する危険性があるため，衝撃が加わらないよう注意する

酸素流量計は，中央配管や酸素ボンベに差し込み，使用することで，100%濃度の酸素投与量を調整します．投与量は単位時間当たりで表記します（例：○L/分＝1分間当たり○L）．酸素療法をしている患者のベッドサイドや移送時によく使用されます．

ここでは，酸素流量計について説明します．

酸素流量計の種類

流量計には**フロート式**と**ダイヤル式**があります（図1）．フロート式は，フロート（酸素流量計内のボール）を浮かせ酸素流量を設定します．ダイヤル式は，数値にダイヤルを合わせ，酸素流量を設定します．酸素流量計は原理や構造から，大きく分けて図2のように分類されます．

図1　フロート式とダイヤル式

フロート式流量計

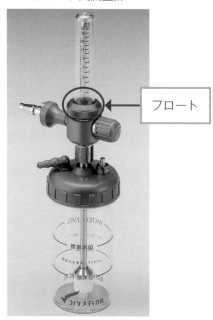

フロート

ダイヤル式流量計

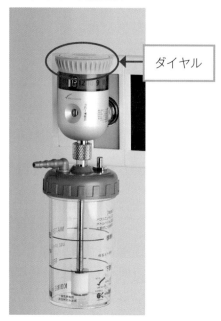

ダイヤル

画像提供：小池メディカル

図2　酸素流量計の種類

フロート式
フロート（ボール）が浮くことで
流量を確認できる流量計

大気圧式
・配管内圧が大気圧と同じ
・低流量システムで使用

恒圧式
・配管内圧が中央配管と同じで圧が恒に高い
・低流量，高流量システムのどちらでも使用可

ダイヤル式
ダイヤルを回して流量を設定

低圧式
・配管内圧が大気圧と同じ
・低流量システムで使用

高圧式
・配管内圧が中央配管と同じで圧が恒に高い
・低流量，高流量システムのどちらでも使用可

フロート式流量計

　フロート式流量計には**大気圧式**と**恒圧式**があります．フロート式流量計の留意すべき点を表1，図3に示しています．フロートの種類に応じて正しい位置で，フロートと水平に流量を読み，流量計の接続部位の緩みに注意する必要があります．

大気圧式流量計

　大気圧式流量計の内部圧は，大気圧とほぼ同等の圧力に調整されています．大気圧式は，鼻カニュラや酸素マスクのような低流量システムでのみ使用できます．

表1　大気圧式と恒圧式の特徴と注意点

	大気圧式	恒圧式
流量計の実際	大気圧力	テーパー管に「0.4MPa」と記載がある　配管圧力 恒圧式と表示がないものもある
見分け方	中央配管に差し込んでも，フロートは動かない	中央配管に差し込むと，一瞬だけフロートが上昇する
注意点	・高流量システムでは正確な設定ができない	・外筒が破損した場合，周囲に破片が飛び散る
	・大気圧式と恒圧式の流量計の外見は似ているため，流量計の表示を確認する必要がある ・流量の設定時は，流量計を水平にする ・流量計接続部位に緩みが生じやすいため，使用時には改めて接続を確認する	

図3　フロート式流量計の3つの留意点

フロート式流量計の留意点①

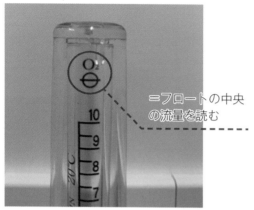

＝フロートの中央
の流量を読む

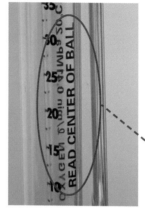

**READ
CENTER
OF BALL＝**
フロートの中央の
流量を読む

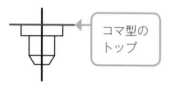

コマ型の
トップ

フロート式ではフロートの中央で読む物が一般的ですが，コマ型のようにフロートの上端を読む物もありますので注意しましょう.

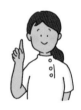

フロート式流量計の留意点②

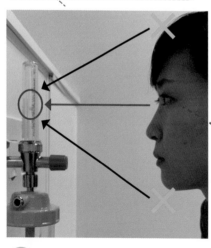

フロートと
水平の位置
で読む

Point

床に対し，目線・メモリは平行にする→平行にすることで，流量設定は誰が行っても一定となる

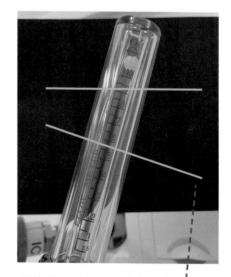

酸素投与量**10L**で設定したが，傾いていることで設定流量が変わってしまっている

フロート式流量計の留意点③

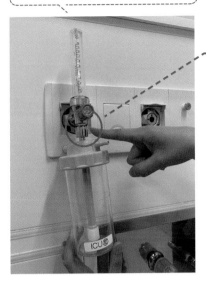

接続部位が緩み，加湿水ボトルが傾いている

Point

・投与酸素が漏れる原因になる．使用前は接続部位に緩みがないか，改めて確認する

・接続部位が緩んだままだと，落下し破損する危険がある

フロート式流量計を使うときは
3つの留意点に気をつけてね

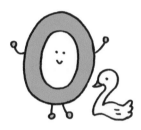

恒圧式流量計

恒圧式流量計の内部圧は，配管圧力とほぼ同等の高い圧力に調整されています．

恒圧式は，ベンチュリーマスクやネブライザー付酸素吸入装置（例：インスピロン®ネブライザー），ネーザルハイフロー®などの高流量システムや低流量システムのどちらでも使用できます．

高流量システムでは高い圧力が必要になります．大気圧式流量計を使用すると設定圧力と実際に流れる酸素流量に乖離が生じてしまうため，専用の酸素流量計（恒圧式流量計）が必要となります．

ダイヤル式流量計

ダイヤル式流量計はダイヤルを回して流量を設定し，フロート式よりも構造上破損のリスクが少なく，計測する必要もないため，流量設定が簡便です．ダイヤル式にも低圧式と高圧式があります．「低圧式≒フロート式流量計の低圧式」，「高圧式≒フロート式流量計

の恒圧式」として取り扱います.

　使用上の注意点は，流量表示窓内の数値が窓の中央にあることを必ず確認することです.
窓の中央から数値がずれていると，必要な酸素は流れないので注意が必要です（図4）.

酸素ボンベにおける流量計

　酸素ボンベは患者の移送時に使用することが多いため，破損のリスクを考慮し，ほとんどは大気圧式流量計が用いられています. しかし，高流量を用いる場合は恒圧式を使用します. 恒圧式は流量計が破損した際，周囲に流量計の破片が飛散する危険性があるため，衝撃が加わらないよう一層注意が必要です.

　酸素ボンベに使用する流量計にも，フロート式とダイヤル式があります. フロート式は大気圧式と恒圧式，ダイヤル式は低圧式と高圧式があります. 注意点に関しては，酸素配管に接続する流量計と同様です.

　また，酸素ボンベを寝かせた状態で使用する場合，酸素流量の設定時はボンベを立て，流量計を床に対し垂直に立てた状態で行います. 寝かせた状態，もしくは斜めにした状態

図4　ダイヤル式流量計の留意点

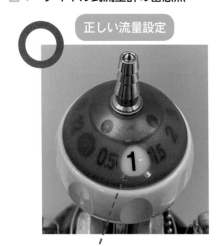

正しい流量設定

窓の中央に
数字がある

流量計窓に数字をしっ
かり合わせましょう

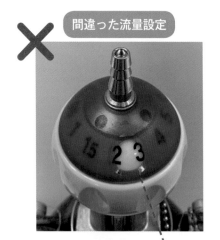

間違った流量設定

窓の中央から数
字がズレている

で流量を設定すると，正しい流量を設定できません．図5は立てた状態で流量1Lに設定した酸素ボンベを横にした写真です．流量は6Lを示していることが分かります．

＊　＊　＊　おわりに　＊　＊　＊

酸素療法は実施頻度も高く，医療現場において必要不可欠な治療です．正しい知識を持って実施することが患者の安全と確実な治療につながります．

図5　酸素ボンベの留意点

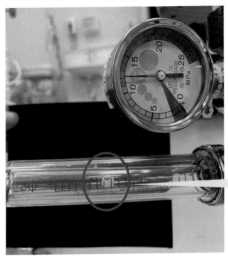

立てた状態で流量1Lに設定し，横にすると目盛りは6Lを示している．

Point
酸素ボンベの流量設定は，ボンベと流量計を立てて行う

引用・参考文献
1) 岩谷理恵子：え？知らないの？酸素流量計の使い方．INTENSIVIST，5（3）：672-674，2013.
2) 奥山広也：酸素流量計─大気圧式と恒圧式の違い．重症集中ケア，14（4）：11-17，2015.
3) 相島一登：II.酸素療法─酸素ボンベと流量計．救急・集中治療，32（1），44-52，2020.
4) 日本呼吸ケア・リハビリテーション学会酸素療法マニュアル委員会,日本呼吸器学会肺専門委員会編：酸素療法マニュアル第2版．p.34-64,120-127，メディカルレビュー社，2017.
5) 小尾口邦彦：こういうことだったのか！！酸素療法．p.84-85，中外医学社，2017.

4 酸素療法中の加湿は常にしたほうがいい？

芳川智子　獨協医科大学埼玉医療センター ICU・HCU　集中ケア認定看護師

Point

- 3L/分以下での低流量システムおよび酸素濃度40％までのベンチュリーマスクでは，あえて加湿をする必要はない
- 加湿水の継ぎ足しによる感染リスクをふまえると，低流量システムでの加湿はデメリットが大きい
- 酸素療法中に生じる患者の不快感や苦痛の原因をアセスメントし，加湿するか否かを判断する必要がある

　加湿が必要とされる酸素流量は，ガイドラインによって異なります（表1）．日本呼吸ケア・リハビリテーション学会，日本呼吸器学会の『酸素療法マニュアル』[1]では，鼻カニュラ4L/分以上は鼻腔への刺激が強いため，米国等のガイドラインの規定をそのまま用いず，日本人を想定して，鼻カニュラの場合は3L/分以下としたと解説しています．

ガスが人体に与える影響

　酸素療法に用いる中央配管や，酸素ボンベから流れてくる酸素の湿度はほぼ0％です．これは，配管内部や医療機器内部を錆つかせないためにあえて湿度を下げています．湿度が低いガスの吸入は気道から水分を奪い，そのうえ温度が低いと体温も奪い，気道の線毛運動が阻害されます（図1）．

　配管から酸素を長時間吸入することにより，気道も気道分泌物も乾燥し喀出が困難となり，無気肺や肺胞傷害が起こりやすくなります．

表1　酸素加湿に関するガイドライン

ガイドライン	主な内容
日本呼吸ケア・リハビリテーション学会，日本呼吸器学会 『酸素療法マニュアル(2018年)』[1]	室内の湿度に気を付けながら，鼻カニュラでは3L/分まで，ベンチュリーマスクでは酸素流量に関係なく酸素濃度40％までは，無理に酸素加湿しなくてもよい．
米国呼吸療法学会(AARC：American Association for Respiratory Care) 『クリニカル・プラクティス・ガイドライン』[2](2007年改訂・更新)	成人に鼻カニュラで供給される酸素は，流量≦4L/分であれば加湿の必要はない．
英国胸部学会(BTS：British Thoracic Society) 『BTSガイドライン(2017年)』[3] 急性期医療機関での成人患者への酸素投与における加湿の推奨	低流量での酸素投与(酸素マスクや鼻カニュラ)や，高流量でも短時間であれば，加湿は必要ない．酸素が泡となって容器に入った水を通過するタイプの滅菌水ボトル(bubble bottle)は使用すべきではない．臨床的な有用性を支持するエビデンスはなく，感染症のリスクを伴うからである．

図1　ガスが人体に与える影響

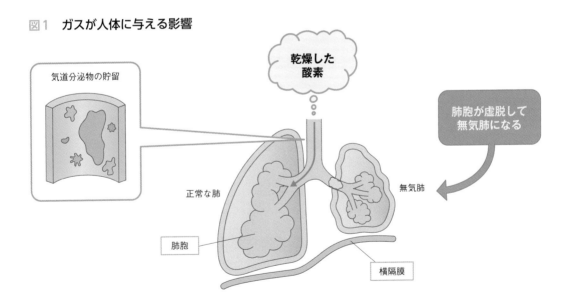

酸素療法中の加湿

低流量システム

前述したように，『酸素療法マニュアル』[1)]では，室内の湿度に気を付けながら，鼻カニュラでは3L/分まで，ベンチュリーマスクでは酸素流量に関係なく酸素濃度40%までは，無理に酸素加湿をしなくてもよいと解説しています．その理由は，いずれの場合も，乾燥した酸素流量に対し，環境（室内）から取り込まれる空気量が多くなるからです（表2）．

また，下気道の水蒸気のほとんどは，上気道粘膜からの加湿により供給されています．そのため，上気道における細菌感染は下気道へ大きく影響します．同マニュアルでは，酸素加湿の有無で自覚症状に差がないという報告や加湿器用蒸留水の細菌汚染についての報告を根拠として挙げ解説しています．加湿水の継ぎ足しによる感染リスクを考慮すると，低流量システムでの加湿はデメリットが大きいと言えます（図2）．

高流量システム

一方，高流量システムの酸素供給は，患者の一回換気量に左右されず，酸素供給装置により行われます．そのため，酸素加湿を行わないと乾燥ガスが直接患者に流入することになります．

よって，高流量システムや人工呼吸器では加温加湿を行い，気道の乾燥が最小限となるようにしています．

表2 **低流量システムと高流量システムの違い**

低流量システム	・低流量システムは，患者の呼吸様式によって，酸素濃度が変化する ・吸気流速が増すに従い，室内気が混合される
高流量システム	・呼吸様式の影響を受けずに酸素濃度は一定となる ・ベンチュリー効果によって，吸気流速の影響を受けずに安定した酸素濃度を維持できる

＊ベンチュリー効果は，「Ⅱ-1 酸素投与はどのように行う？器具の選び方は？」p.39を参照

図2　低流量システムでの細菌繁殖のリスク

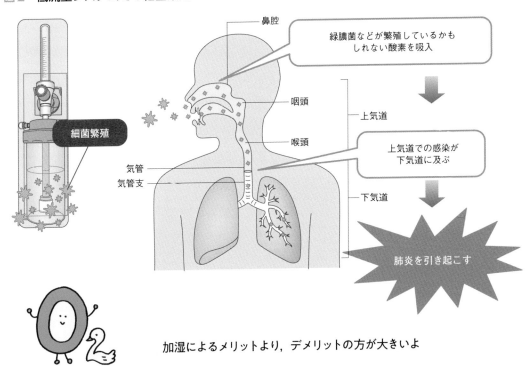

加湿によるメリットより，デメリットの方が大きいよ

低流量システムの無加湿による上気道への影響

　これまでの説明により，低流量システムによる酸素療法では，加湿器があまり有効ではないことが分かってもらえたと思います．しかし，低流量システムでの酸素療法中に，鼻が痛い，喉が渇くといった不快感を訴える患者は多く存在します．

無加湿による気道粘膜への影響

　中村ら[7]は，健常人10名を対象に無加湿の酸素を3L/分，2時間投与し，その前後に耳鼻咽喉科医による鼻腔内視鏡と鼻腔通気度検査を行い，無加湿による気道粘膜への影響を調べました．最後まで酸素投与できたのは10名中4名であり，残り6名は鼻冷感・鼻の痛みなどの症状が強く出現し，途中で酸素投与を中止しました．鼻腔内視鏡検査では10名全員に粘膜腫脹を認め，8例が発赤，2例がびらんを伴いました．

　これらのことから，「本研究では加湿した酸素投与が鼻粘膜に及ぼす影響は検討していないが，低流量の酸素投与にはあえて酸素加湿は不要とする現在の酸素療法ガイドライン

は再考する必要があるだろう」[7]と結論づけています.

　また，宮本[8]は，酸素療法を行った患者10名に対し，酸素加湿「あり」と「なし」とで自覚症状の差を調査しています．すると，酸素流量2L/分までは刺激の感じ方に差はありませんでしたが，3L/分以上になると加湿しない酸素は有意に刺激症状が強く生じる結果となりました.

　この研究から，「理論的にも自覚症状の面からも，鼻カニュラでは酸素流量が3L/分以下，ベンチュリーマスクで40%以下にあえて酸素を加湿する必要はない．むしろ，室内気の湿度を保つことのほうが重要である」[8]としています.

　また，『酸素療法マニュアル』[1]では，日本人では酸素流量が2L/分であっても患者によっては，鼻腔粘膜を刺激しびらんを生じさせることが報告され，酸素加湿を行うか否かの判断は，患者個々の状況によって対応する必要があると解説しています.

　これらの研究結果からも，酸素療法中に生じる患者の不快感や苦痛の原因をアセスメントし，加湿するか否かを判断することが必要であると分かります.

　ここで，図3に低流量システムによる酸素療法中の患者に対する看護の例を示します.

図3　低流量システムによる酸素療法中の患者からよく聞かれる訴えと看護の検討事項

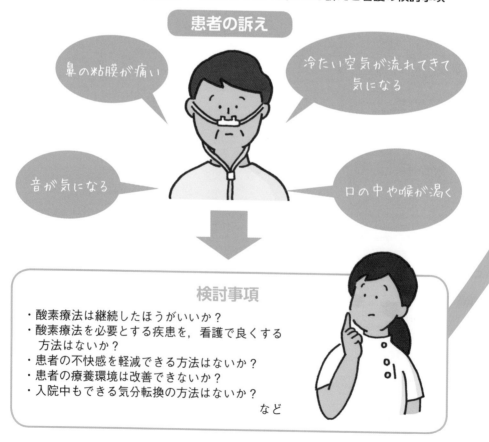

患者の訴え

鼻の粘膜が痛い

冷たい空気が流れてきて気になる

音が気になる

口の中や喉が渇く

検討事項
・酸素療法は継続したほうがいいか？
・酸素療法を必要とする疾患を，看護で良くする方法はないか？
・患者の不快感を軽減できる方法はないか？
・患者の療養環境は改善できないか？
・入院中もできる気分転換の方法はないか？
　　　　　　　　　　　　　　　　など

低流量システムによる酸素療法中の患者に対する看護

- 酸素療法が漫然と継続されていないか？ ➡ ・検査データやモニター値，フィジカルイグザミネーションから，酸素療法を継続したほうが良いかアセスメントし，医師に相談する

- 酸素療法を必要とするそもそもの原疾患に対し，看護実践で改善できることはないか？ ➡ ・肺炎で痰が多く酸素をうまく取り込めない →聴診し体位ドレナージの必要性を検討する　など

- 患者の口渇感を軽減できる方法はないか？ ➡ ・口渇感に対し口腔ケア，含嗽，口腔内の保湿ケアを行う
  ・氷をなめる　など

- 患者の療養環境は改善できないか？ ➡ ・空調設定，ベッドをエアコンの風が当たらない位置にする　など

- 入院中もできる気分転換の方法を患者と一緒に考える ➡ ・入院前の趣味は何か患者や家族に聞く
  ・治療中にできる医師の指示内でのリハビリはないか検討する　など

　私たち看護師はフィジカルイグザミネーションおよびアセスメントを行い，不快感や苦痛の軽減を図り，その原因を探求し，患者の安楽へとつなげていけるよう看護します．

引用・参考文献
1）日本呼吸ケア・リハビリテーション学会酸素療法マニュアル委員会，日本呼吸器学会肺専門委員会編：酸素療法マニュアル第2版．メディカルレビュー社，2017.
2）AARC：AARC clinical practice guideline Oxygen therapy in the home or alternate site health care facility—2007 revision & update. Respir Care，52（1）：1063-1068，2007.
3）O'Driscoll BR, et al.：BTS guideline for oxygen use in adults in healthcare and emergency settings.Thorax 72（suppl1）：ii1-ii90, 2017.
4）道又元裕ほか編：人工呼吸管理実践ガイド．照林社，2009.
5）大塚将秀：呼吸管理2020-'21 —ガイドライン，スタンダード，論点そして私見—．救急・集中治療，32（1）：52-54，2020.
6）山本信章：1呼吸療法F.加温加湿：臨床工学士集中治療テキスト，p.226-227，真興交易（株）医学出版部，2019.
7）中村郁子ほか：ネーザルカニューラを用いた無加湿酸素投与の上気道粘膜への影響．日本呼吸ケア・リハビリテーション学会誌，23（1）：111-114，2013.
8）宮本顕二：酸素投与に加湿は必要か．呼吸と循環，55（8）：899-904，2007.

Teaching Unit

5 気管挿管，気管切開患者の酸素療法

吉岡真弓　千葉市立青葉病院看護部 ICU・HCU　集中ケア認定看護師

Point

- 気管挿管，気管切開患者の酸素療法を行う際は，吸入ガスが直接気管内に流入するため加湿が必要となる．加温加湿器や人工鼻を使用する
- 酸素療法を行う際は，吸気と呼気の流れを理解し安全に酸素投与を行う

　気管挿管，気管切開患者の酸素療法はいくつかあります．酸素供給装置からガスが供給され，患者の呼気はどこから出るのか，その仕組みを理解し安全に使用することが大切です．それぞれ詳しく見ていきましょう．

気管挿管患者の酸素投与

Ｔピースを用いた高流量酸素投与

　気管挿管，または気管切開している状態で酸素投与を行う方法として，**Ｔピース（または吹き流し）**があります．人工呼吸器離脱時の**自発呼吸トライアル（SBT）**[*1]を行う場合や，人工呼吸器は離脱できたものの，気道確保や気道分泌物貯留のため気管内吸引が必要な場合が対象となります．ただし，気管チューブを通した呼吸は気道抵抗が高く，呼吸仕事量が増大します．あくまでも一時的対応として考えましょう．

　Ｔピース（図１）とは人工気道（挿管チューブ・気管切開チューブ）の先にＴ字の蛇管を接続し，そこから酸素投与する方法で，通常はネブライザー付酸素吸入器（インスピロン®ネブライザーやAquaprime®ネブライザー）を使用します．Ｔピースを使用する際は，吸気と呼気の流れを理解し正しく使用することが大切です．

図1 Tピース

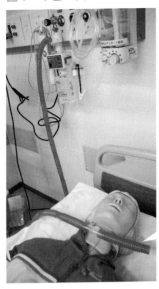

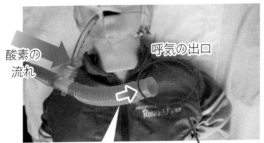

酸素の
流れ

呼気の出口

Tピース

エアロゾルを
確認

蛇管を1節分（15cm）
取り付ける
呼気側は開放する

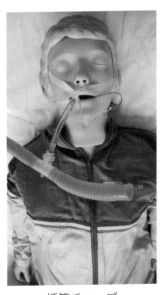

挿管チューブ

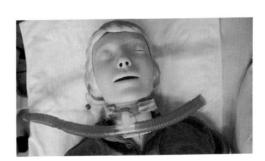

気管切開チューブ

　呼気側に吸入酸素濃度を安定させるために蛇管を1節分（15cm, 容積60mL程度）取り付け，吸気時に呼気側から大気が入らないようにします．呼気側は必ず開放し，蛇管からエアロゾルが出続けていることを確認します．

Word

＊1　**自発呼吸トライアル**：spontaneous breathing trial；SBT．人工呼吸器からの離脱や抜管
　　ができるかを評価するためのテスト．

Tピースの誤った使用例

呼気側に蛇管がないため，呼気側から空気が入る可能性があります

蛇管が1節分（15cm）ないため呼気側から外気を取り込み吸入酸素濃度が下がる可能性があります

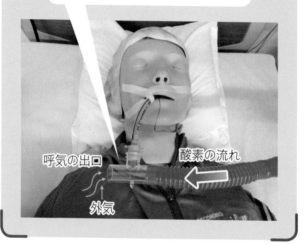

呼気の出口

酸素の流れ

外気

 酸素投与の誤った設定

病棟で使用される酸素流量計の最大は10～15L/分なので，インスピロン®ネブライザーでは総流量が30L/分以上確保できる酸素濃度は60％未満です（表1）．例えば15L 100％で設定し投与してもトータル流量は不足しているため高流量となりません．

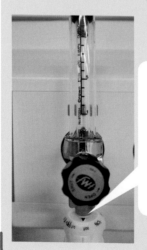

注意！ 15L 100％で投与すると高流量システムにはなりません

➡トータル流量早見表で30L/分を超えるようにF_IO_2と流量を設定します

表1　インスピロン®ネブライザーの設定によるトータルフロー（L/分）

酸素流量/ 酸素濃度	6L	7L	8L	9L	10L	11L	12L	13L	14L	15L
100%	6	7	8	9	10	11	12	13	14	15
70%	10	11	13	15	16	18	19	21	23	24
60%	12	14	16	18	20	22	24	26	28	**30**
50%	16	19	22	25	27	**30**	**33**	**35**	**38**	**41**
40%	25	29	**33**	**37**	**42**	**46**	**49**	**54**	**58**	**62**
35%	**34**	**40**	**45**	**51**	**56**	**62**	**68**	**73**	**79**	**84**

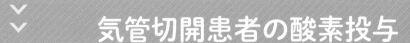

気管切開患者の酸素投与

　吸入ガスは，気管内に流入するため，気管挿管下と同様に加温加湿が必要になります．

　気管切開患者の酸素投与は高流量システムと低流量システムに分けて考えます．低流量システムの場合は人工鼻を使用し，人工鼻に酸素チューブを接続し酸素投与を行います（図2）．高流量システムの場合は，トラキマスクや先程述べたTピースを使用し，ネブライザー付酸素吸入器へ接続します．

低流量システム

　人工鼻は，呼気中の熱や水蒸気を利用し加温および加湿する働きがあり，気管切開チューブに接続し使用します（図3）．人工鼻から1〜3Lの低流量酸素投与を行う場合もありますが，酸素投与により乾燥ガスが吹き流れて人工鼻から水分を奪うために加湿不足になる可能性があります．その他，人工鼻には表2の注意点があります．

図2　気管切開患者における酸素療法の選択

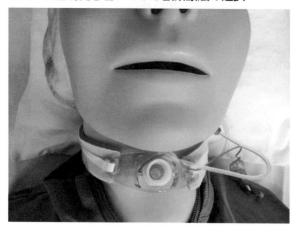

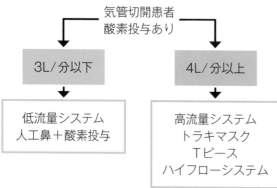

気管切開患者
酸素投与あり

3L/分以下

4L/分以上

低流量システム
人工鼻＋酸素投与

高流量システム
トラキマスク
Tピース
ハイフローシステム

図3　低流量システムの人工鼻装着時の酸素投与方法

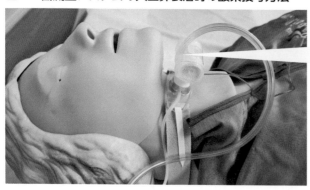

酸素チューブを人工
鼻に接続する

表2　人工鼻を使用する際の注意点

・加温加湿器の併用は禁忌 （→フィルターの目詰まりを起こし酸素や空気を通さなくなり呼吸できなくなる）
・気道分泌物が多い症例は分泌物が付着し人工鼻が目詰まりする可能性がある （→換気不足となる危険性があるため汚染時は交換する）
・定期的に交換が必要
・1回換気量が少ない患者には不適切
・換気量が大きい場合は十分な機能が発揮できない場合もある

高流量システム

①気管切開用マスク（トラキマスク）（図4）

　気管切開部を被覆して酸素を供給するマスクで，ネブライザー付高流量システムやベンチュリーマスクのマスク部分と交換して使用することができます．

②ハイフローシステム

　気管切開をしている患者に加温加湿療法を行う方法として，ハイフローシステムに専用の気管切開用コネクターを接続し，高流量酸素投与を行う方法があります（図5）．人工呼吸器で使用する加温加湿器を使用するため，効果的に加温加湿できることが利点です．

図4　気管切開用マスク（トラキマスク）の装着

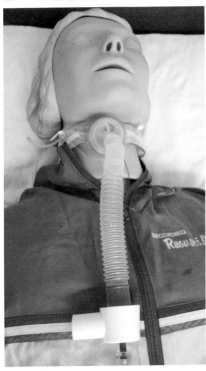

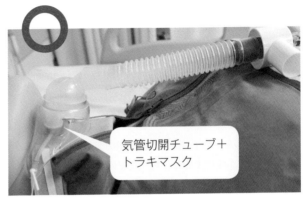

気管切開チューブ＋
トラキマスク

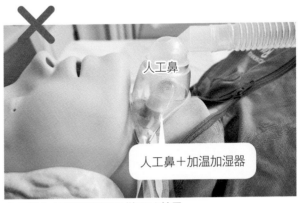

人工鼻

人工鼻＋加温加湿器

気管切開チューブにトラキマスクを装着する．この際，マスクが気管切開チューブに密着しないようにする
→気道閉塞の恐れがあるため

人工鼻と加温加湿器の併用は禁忌
→人工鼻が目詰まりするため

図5　気管切開用コネクターを使用したハイフローシステム

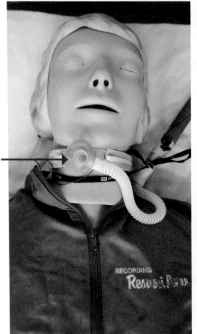

気管切開用
コネクター

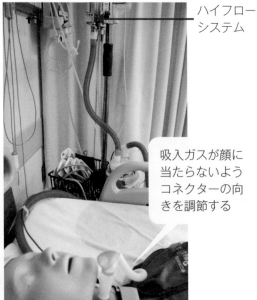

ハイフロー
システム

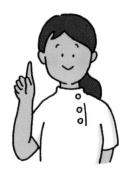

吸入ガスが顔に
当たらないよう
コネクターの向
きを調節する

ハイフローシステム専用の気管切開用コネクター
を接続することで，気管切開患者に高流量酸素療
法を行うことができます．人工呼吸器で使用する
加温加湿器を使用するため，加温加湿能に優れて
おり，騒音なく使用できます．

引用・参考文献
　1）日本呼吸器学会，日本呼吸管理学会 編：酸素療法ガイドライン．メディカルレビュー社，2006．
　2）道又元裕編：新 人工呼吸ケアのすべてがわかる本．照林社，2014．

Teaching Unit
6

ネーザルハイフローの実際 どんなことに注意すべきか?

大沢　隆　東海大学医学部付属病院　集中ケア認定看護師

Point

- NHFは高濃度の酸素を高流量で投与することができる
- NHFを用いる時は，①F_IO_2（吸入酸素濃度）と②Flow（吸気流量）と③温度設定（加温）を設定して使用する
- NHFを必要とする患者を適切に捉えケアを行っていくことが重要である

　ネーザルハイフロー（Nasal High Flow™：以下NHF）では，今まで低濃度・低流量しか行えなかったカニュラでの酸素投与が可能となりました．NHFにより，気管挿管を回避できた患者やICU滞在日数・入院日数が減ったという報告が多くあげられています．しかし，患者は多くの酸素を必要としているため，適切に使用し安全な管理が必要とされます．

NHFの特徴

NHFの特徴と効果を表1にまとめます．

表1　ネーザルハイフローの特徴と効果

- 高濃度酸素投与
- 解剖学的死腔の減少
- PEEP効果
- 加温・加湿
- 会話・食事が可能

高濃度酸素の投与

NHFでは，**吸入酸素濃度（inspired oxygen fraction：F_IO_2：以下F_IO_2）を21〜100%**で設定することができます．NHFを導入する患者の多くは，低酸素血症を呈しています．そのため，初期設定は高濃度で使用が開始されます．従来のマスクでの高濃度酸素は，呼吸パターンによって酸素濃度が左右されてしまうため不安定でした．NHFでは，患者の換気量以上に吸気流量を設定することにより高濃度酸素を安定して供給することができます．

解剖学的死腔の減少

通常，鼻咽頭には**解剖学的な死腔**が存在します（図1）．死腔では，ガス交換に寄与せず炭酸ガス（二酸化炭素）の貯留が生じます．NHFでは高流量で常時ガスが流れるため，死腔内に貯留しているガスを洗い流すことが可能です．**死腔換気**が減少することで**肺胞換気量**が増加し酸素化や換気化を改善することができます．

図1　解剖学的死腔と洗い出し

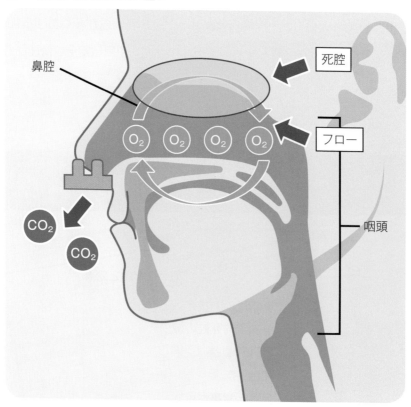

鼻腔

死腔

O_2　O_2　O_2　O_2

フロー

CO_2

CO_2

咽頭

PEEP効果

　NHFでは，鼻カニュラから直接鼻咽頭に高流量の酸素が投与されます．高流量の酸素が気道に送られることで，気道内は陽圧となり**PEEP（positive end expiratory pressure：呼気終末陽圧）効果**が得られると言われています．NHFは，IPPV（invasive positive pressure ventilation：侵襲的陽圧換気）・NPPV（noninvasive positive pressure ventilation：非侵襲的陽圧換気）などの閉鎖環境での酸素投与ではありません．そのため，PEEPを数値として設定することはできません．さらに，開口によりPEEP効果はさらに減弱してしまいます．これらのことからNHFのPEEP効果は少しであること，かつ不安定なものであることが言えます．

十分な加温加湿が可能

　酸素療法を行う場合，加温・加湿は酸素投与方法や，設定ごとに考えなければいけません．加温・加湿をかけ過ぎた場合，細菌の繁殖を助長し感染のリスクを高め，また，分泌物が水様性になるため誤嚥のリスクを高めてしまいます．逆に，加温・加湿が不十分だった場合は，鼻粘膜への刺激が増強し出血や疼痛につながってしまいます．そのため，適切な加温・加湿を行う必要があります．NHFでは，熱線入り呼吸器回路や加温器を用いることで吸入酸素に対して至適な加温・加湿を行うことができます．フィッシャー＆パイケルヘルスケア社のMR850加温加湿器では，挿管モードで使用することで**37℃，44mg/Lの加温加湿**することが可能です（**写真1**）．また，患者が「熱い」と不快感を示す場合は，マスクモードにすることで32℃に下げて管理することも可能です．患者ごとに必要性に応じて管理することができます．

写真1　MR850加温加湿器

アラーム消音

モード選択

温度

電源

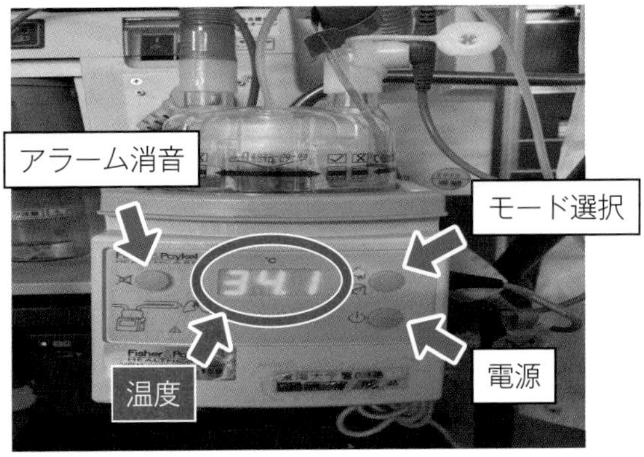

会話・食事が可能

NHFは，マスクでの酸素投与ではなく鼻カニュラです．そのため，高濃度・高流量での酸素投与中も**会話や食事**をすることができます．マスクでの酸素療法との大きな違いの一つです．

NHFの適応と禁忌

NHFの特徴からメリット／デメリットを考慮し，**適応・禁忌**を考えていきます（表2）．

表2　ネーザルハイフローの適応・禁忌

適応	疾患・状態
Ⅰ型呼吸不全	呼吸窮迫（肺炎，気管支炎，気管支喘息，肺水腫，ARDS[*1]，心不全など） 人工呼吸器離脱後の呼吸サポート　終末期の呼吸サポート　高濃度酸素投与が必要な患者　呼吸仕事量が大きい患者
Ⅱ型呼吸不全	軽微な換気障害（肺気腫，COPD[*2]など）

禁忌	理由
自発呼吸がない患者	定常流での酸素投与のため，自発呼吸が ない・換気補助が必要な患者は禁忌となる
気道閉塞がある患者	NHFでは気道確保されていないため気道 管理が必要な患者は禁忌となる（気道浮腫，鼻出血，鼻閉塞，顔面・顎 の外傷患者）

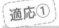

重篤な低酸素血症をきたしているⅠ型呼吸不全患者

NHFは高濃度酸素の投与が可能であることから，通常のカニュラやマスクでの酸素投与では補えない**重症な呼吸不全患者**が主な適応になります．とくに二酸化炭素の蓄積のない**Ⅰ型呼吸不全患者**では，ガス交換の改善や呼吸仕事量の減少を目的に用いられることが多くみられます．NHFにはPEEP効果があるため，心不全による**低酸素血症を来した患者**に対しても用いることは可能です．ただ，換気補助と同様にPEEPの効果も少量であることや呼吸パターンや開口に影響されるなど効果は不安定です．そのため，PEEPに

よる前負荷軽減を目的としたうっ血性心不全の管理には適しません．NIPPV離脱後や軽微な心不全患者など使用用途は限られてしまいます．

適応②

Ⅱ型呼吸不全患者

解剖学的死腔の洗い出しにより**肺胞換気量が増加**するため，換気障害のある**Ⅱ型呼吸不全患者**に対しても用いることが可能です．しかし，人工呼吸器を用いたNPPV (non invasive positive pressure ventilation) やIPPVとは異なり，陽圧換気による圧の調整は行えません．そのため，少量の換気補助にとどまるため病態は限局されてしまいます．

禁忌①

自発呼吸がない患者

NHFは**定常流での吹き流しでの酸素投与**になるため，換気量は患者の自発呼吸に左右されます．そのため，**自発呼吸がない患者**では用いることはできません．意識障害がある患者や自発呼吸が不安定な患者は，用いることはできません．

禁忌②

気道閉塞がある患者

NHFの弱点は**気道管理が行えない**ことです．気道浮腫や舌根沈下している患者，出血などにより**上気道閉塞を生じている患者**，外傷などにより顎・顔面に受傷している患者では気道が閉塞してしまうリスクがあるため，注意が必要です．

Word

* 1 **ARDS**：acute respiratory distress syndrome，急性呼吸窮迫症候群．
ARDSは，感染などの基礎疾患や外傷を持つ患者が発症する急性の呼吸障害です．X線上両側性・びまん性の肺浸潤影を呈し，低酸素血症をきたします．心不全や腎不全による溢水や血管内水分過多では説明のつかない状態の総称を指します．患者は，低酸素血症を来すため，状態に応じた酸素療法が必要となります．

* 2 **COPD**：chronic obstructive pulmonary disease，慢性閉塞性肺疾患．
COPDは，慢性気管支炎や肺気腫などの疾患を合わせた慢性閉塞性肺疾患です．慢性的な気管支の炎症や肺胞の破壊により肺機能が低下してしまいます．慢性的なガス交換能の低下を生じるためCO_2の蓄積を伴うⅡ型呼吸不全となります．COPDなどⅡ型呼吸不全患者では，SPO_2やPaO_2だけでなく$PaCO_2$の管理が重要になります．「SPO_2が良いから良い」は危険です．医師と酸素化の目標値を確認するようにしましょう．

NHFの管理

施行前

NHF鼻カニュラの装着手順と注意点

①**鼻カニュラはプロング**と呼ばれる鼻孔に入る部分と**ストラップ**からなります（写真2）ま
ずは，プロングを鼻孔に挿入しながらストラップを頭上へ回します（写真3）．

②締めすぎないように**ストラップを左右に引いて長さを調節**します（写真4）．この時，鼻
孔にプロングをしっかり入れようときつくしてしまうと，耳介，鼻孔や人中，後頭部な
どに**皮膚損傷**を発生させてしまいます（写真5）．

③**白いフックがストラップに固定**されていることを確認します（写真6）．

④鼻カニュラと**回路をしっかりと接続**します（写真7）．

⑤着衣と**NHFをクリップで固定**し，回路が動かないようにします（写真8）．

⑥**クリップが外れないことを確認**して装着完了です（写真9）．

写真2　NHF鼻カニュラ①

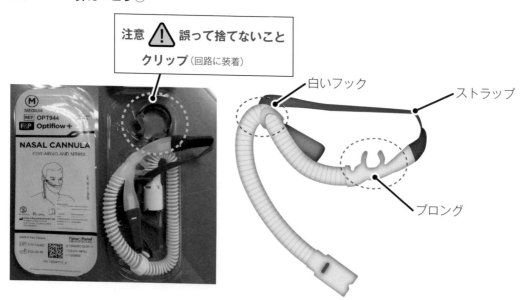

写真3　NHF装着①

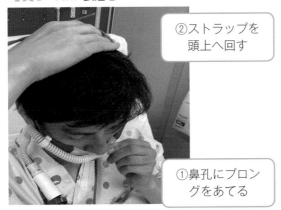

②ストラップを頭上へ回す

①鼻孔にプロングをあてる

写真4　NHF装着②

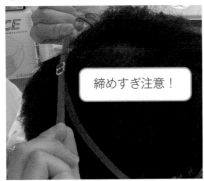

締めすぎ注意！

写真5　NHF装着（皮膚損傷好発部位）②

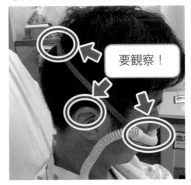

要観察！

写真6　NHFの装着③

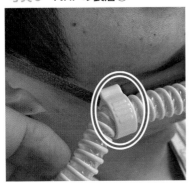

写真7　NHFのカニュラと回路の接続④

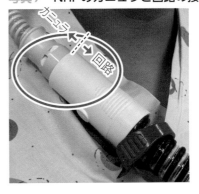

カニュラ　回路

写真8　NHFの固定⑤

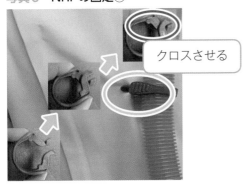

クロスさせる

写真9　NHFの固定を確認⑥

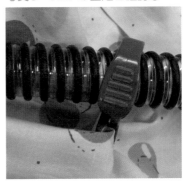

NHFの設定

　NHFを用いる場合に設定する項目は，**F_IO₂（酸素濃度）と flow（吸気流量）と温度設定**の3つです．（**写真10**）写真は，当院で使用している日本光電（製造販売業者）のHAMILTON-C3（**写真11**）です．HAMILTON-C3は人工呼吸器ですが，high-flow O2によりNHFとして使用することが可能です．**写真2**では，右下の赤丸の部分が**設定値**，左上の黄色い部分が**実測値**になります．指示通りの酸素濃度・吸気流量で酸素投与が行われているかは，ここで確認します（温度は**写真12**）．

写真10　NHFの設定

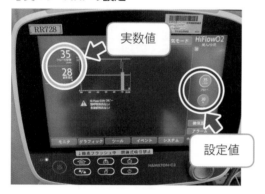

実数値

設定値

写真11　HAMILTON C-3

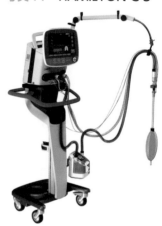

写真12　加温器の設定

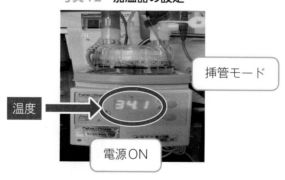

挿管モード

温度

電源ON

施行中②

NHFの管理

　NHFは幅広い患者層に用いられます．その多くは**呼吸が促迫している患者**であり，管理ミスを生じてしまうと生命に直結してしまう場合があります．そのため，NHFの管理では，**適切な酸素濃度・流量が投与されるよう管理**する必要があります．とくにNHFでは，回路外れによるアラームがないため，体動などにより回路が外れて酸素投与がされていなかった．といった事故が生じる可能性があります．そのため，当院では，回路を組む臨床工学技士が使用前点検を，使用中は看護師が勤務ごとにチェックリスト（**写真13**）に準じた確認を行い**NHFの設定や回路に問題がないか**を確認します．

写真13　チェックリストの使用

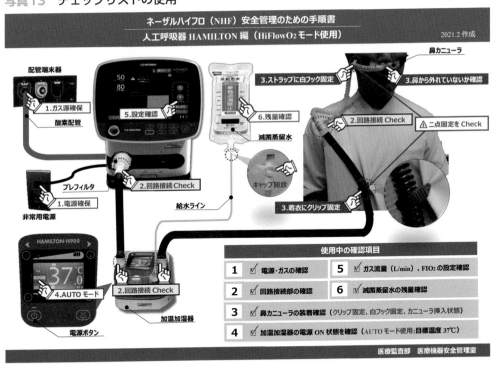

NHF施行中の注意点

　患者の状態やNHFの特徴・メリット／デメリットを踏まえてNHFを使用します．では，実際にNHFを使用する場合，どのような注意点があるのでしょう．

NHFの設定

NHF導入の多くは，酸素マスクでは，呼吸状態が保てない場合になります．そのため，比較的高い設定から始めることが多いです．患者の呼吸状態によって異なりますが，酸素マスクでの最終F_IO_2＋0.2くらいから始める場合（例：50%ベンチュリーマスクの場合，F_IO_2 0.7から開始）や，呼吸が促迫している場合は，F_IO_2 1.0から始めることもあります．いずれの場合でも高濃度酸素投与は毒性があるため，患者の状態に合わせて下げていきます．次に**Flowの設定**です．NHFは高流量で用いてその効果を発揮します．そのため，**30L以上**で用いる必要があります．呼吸仕事量の軽減が図れず，努力呼吸が続いている場合や二酸化炭素の蓄積が見られる場合などは，Flowを上昇させます．**写真10**の設定は，**F_IO_2　0.3 Flow 35L/min**で設定されています．

NHF開始（設定変更）30分でさらなる呼吸状態の悪化や，開始2時間で改善傾向にない場合は，**NHFの設定**を変更する必要があります．**呼吸状態をモニタリング**しながら，適宜医師へ報告を行い，適切な管理に結びつけましょう．

呼吸モニタリング

では，**呼吸状態のモニタリング**はなにを観察していけばよいでしょうか．

まずは，SPO_2（経皮的酸素飽和度）や動脈血液ガスのPaO_2（動脈血酸素分圧）の値がNHF装着前・後（または設定変更前・後）でどのように変化しているかモニタリングします．

例えば，NHF装着前は40%ベンチュリーマスクでSPO_2　90%だった患者が，NHF F_IO_2　0.4 40Lで開始後SpO_2　95%になったのであれば，F_IO_2は同じでSpO_2が上昇していることから酸素化は改善していることが推測できます．動脈血液ガスが採取できる場合は，**PaO_2/ F_IO_2比（P/F比）に当てはめて数値で比較**できます．（酸素化の考え方は，酸素化の指標はどこを見る？ p.24を参照）ただ，ここで「酸素化がよくなったから呼吸状態が良くなった」と考えるのは危険です．患者の呼吸困難感や息切れなどの自覚症状の変化や，呼吸回数・呼吸音・呼吸努力の減弱などにも注意が必要です．

呼吸状態の変化では，酸素化と同様に換気化をモニタリングする必要があります．換気化は，酸素化のSpO_2の様に簡易かつ持続的に測定することは難しく，動脈血液ガスを採取し$PaCO_2$の値を見る必要があります．二酸化炭素が蓄積すると，意識レベルの変化や

呼吸回数の減少，無呼吸，発汗，頭痛といった症状の出現が見られます．二酸化炭素の蓄積がさらに進行するとCO_2ナルコーシスになります．酸素療法を行うすべての患者に対して，酸素化だけでなく二酸化炭素の評価もしていく必要があります．酸素化・換気化を考えながら呼吸をモニタリングする上で必要な観察項目のポイントを**表3**にまとめます．

表3 **観察項目**

観察項目	注意点
PaO_2（mmHg）	動脈血中の酸素量．80mmHg以上が正常とされるが，目標値は患者ごとに異なる．動脈血採血が必要
$PaCO_2$（mmHg）	動脈血中の二酸化炭素量．35～40mmHgが正常． 換気障害を来すと上昇し，CO_2ナルコーシスを来す
SPO_2（%）	動脈血中の総ヘモグロビンのうち，酸素と結合したヘモグロビンが占めている 割合を経皮的に測定した値．酸素解離曲線によりPaO_2を推定できる．反映に時間を要したり，末梢循環の影響を受けやすい
呼吸回数	急変予兆としてもっとも反映されやすい．呼吸困難感がある場合，頻呼吸になり やすい．CO_2ナルコーシスになると徐呼吸から呼吸停止となる
努力呼吸	胸鎖乳突筋や肋間筋，腹筋など呼吸補助筋を使用した呼吸様式．呼吸仕事量 が増大した場合に見られる
呼吸音	エアー入りや肺雑音の有無を聴取
意識障害	CO_2ナルコーシスを来すと傾眠から昏睡へ意識障害を来す．低酸素によるせん妄を発症する場合もある
自覚症状	呼吸困難感だけでなく，頭痛や冷汗など患者ごとに異なる．症状がどう変化 しているかが重要
バイタルサイン	血圧や脈拍など呼吸以外でも変化が現れることが多い
忍容性・快適性	患者の耐用力にも繋がる

ＮＨＦ施行中の評価

呼吸をモニタリングし，**呼吸状態の安定**を認めればF_IO_2やFlowを減量していきます．F_IO_2を減量しマスクやカニュラで保持できる酸素濃度（当院では**F_IO_2 0.3**が多い）まで減量した後，**Flow＜30L/min**までNHFを減量できれば離脱を検討します．

逆に，NHF施行後も呼吸状態が悪化する場合は，NPPVやIPPVといった人工呼吸器管理を検討する必要があります．NHF導入後，気管挿管へ移行する割合は，**5～40%**に

達すると報告があります．さらに，NHFから気管挿管への移行は時間経過とともに予後を悪化させるとの報告もあります．そのため，状態悪化時のNHFから人工呼吸器管理への移行のタイミングも重要とされています．NHFの転帰を予測するスコアとして**ROX Index〔SpO₂／ F₁O₂／呼吸数〕**（表4）があります．ROX Indexは，肺炎による急性呼吸不全患者の気管挿管リスクが低い患者と高い患者を識別するのに役立つ指標とされています．

表4　ROX Index

$$\text{ROX Index} = \frac{\text{SpO}_2\,(\%)\ /\ \text{F}_1\text{O}_2}{\text{呼吸回数(回／分)}}$$

表4の計算式に当てはめてスコアを出します．**NHF装着2時間後・6時間後・12時間後のスコア**をそれぞれ評価し，NHFの継続や気管挿管へ移行を検討するといったアルゴリズムが提唱されています（表5）．**患者に適した呼吸管理**を行うための指標として用いることが推奨されています．

表5　ROX Indexを用いた呼吸不全管理アルゴリズム

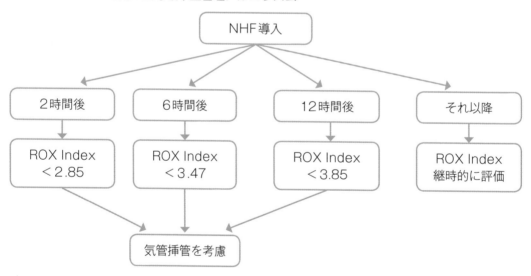

摂 食

NHFでは，会話が可能なだけでなく経口での**食事摂取**も可能です．しかし，高流量での酸素投与中は，嚥下がしづらいと感じる患者も多いです．また，高齢やせん妄による見当識障害や長期療養による筋力低下から嚥下機能が低下している場合もあります．そのため，とくにNHF導入直後や初回食事摂取時には注意が必要です．**反復唾液嚥下テスト**[*3]

や**改定水飲みテスト**[*4]など，嚥下機能を評価した後に経口摂取を開始した方がより安全です．どちらも簡便で侵襲がないため，看護師でもすぐに行うことができます．

離床・リハビリテーション

NHFでの呼吸管理は，気管挿管や補助循環装置とは異なりデバイスは挿入されません．そのため，比較的安全に離床やリハビリテーションを行うことが可能です．安静臥床による筋力の低下や廃用は，早期からおこることが言われているため早期から**離床・リハビリテーションの可否を検討**する必要があります．しかし，活動に伴う酸素消費量の増大から呼吸状態を悪化させてしまうといった患者要因やNHFの回路の長さに制限があることや高流量での酸素投与を行うため，ボンベを用いての離床は酸素残量に注意が必要といった環境要因にも注意が必要です．さらに，ブレンダーでのNHF使用の場合，圧縮空気が必要であるため空気のボンベも必要となります．NHF施行中の離床・リハビリテーションの実施は，リスクとベネフィットを考慮して可否を判断する必要があります．

> **Word**

[*3] **反復唾液嚥下テスト**（RSST：repetitive saliva swallowing test）
　①患者の口腔内を軽く湿らせる
　②人差し指で**舌骨を触知する**
　③中指で**甲状軟骨を触知する**
　④30秒間で唾液の飲み込みをしてもらう
　⑤**甲状軟骨が指を乗り超えたら1回とする**
　⑥30秒間で何回できるかをテストする．
　3回以上／30秒で正常とする

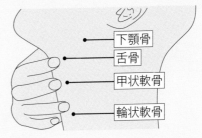

下顎骨
舌骨
甲状軟骨
輪状軟骨

[*4] **改訂水飲テスト**（MWST：modified water swallowing test）
　冷水3mLを口腔底に注ぐ

1点	嚥下なし（むせ混みありor呼吸促迫）
2点	嚥下あり（呼吸促迫：silent aspiration疑い）
3点	嚥下あり（呼吸良好　むせこみありor湿性嗄声）
4点	（呼吸良好　むせこみなし）
5点	4点に加えRSST2回以上可能

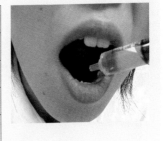

4点以上なら2回行い最低点を評価点とする

＊ ＊ ＊ おわりに ＊ ＊ ＊

　NHFは，低侵襲かつ幅広い適応を持つ優れた酸素療法デバイスです．そのため，NHFを用いる患者も比較的軽微な患者から重症な患者まで多岐に渡ります．また，気管挿管を希望されない患者にとっては最後の砦となる場合もあります．管理や患者状態を誤った状態で施行してしまうと患者の状態を悪くしてしまうだけでなく，場合によっては死に直結してしまいます．患者が少しでも安楽に過ごせるよう患者の状態を正しく理解するとともにNHFの理解をするようにしましょう．

引用・参考文献
1）方山真朱 編：レジデントノート増刊，24（8）：28-35，994-999，2022．
2）道又元裕 監：すごく役立つ急性期の呼吸管理，学研，p.22-31，2020．
3）長尾大志 著：Dr.長尾の楽しい呼吸ケアQ＆A100，メディカ出版，p.56-85，2020．
4）瀧澤始 著：NPPVとネーザルハイフロー，文光堂，p.8-29，2017．
5）Ricard JD, Roca O, Lemiale V, et al. Use of nasal high flow oxygen during acute respiratory failure. Intensive Care Med 46（12）：2238-2247, 2020. doi.org/10.1007/s00134-020-06228-7
6）Roca O, Caralt B,Messika J, et al: An Index Combining Respiratory Rate and Oxygenation to Predict Outcome of Nasal High-Flow Therapy. Am J Respir Crit Care Med 199（11）：1368-1376, 2019. doi: 10.1164/rccm.201803-05890C.
7）日本呼吸ケア・リハビリテーション学会，日本呼吸器学会：酸素療法マニュアル，メディカルレビュー社，p.58-62，2017．
8）日本集中治療医学会，日本呼吸療法医学会，日本呼吸器学会：ARDS診療ガイドライン2021：ARDS診療ガイドライン2016，p.26-29，2016．
https://www.jrs.or.jp/publication/file/ARDSGL2016.pdfより（2023年3月20日閲覧）

マスク装着時の医療関連機器圧迫創傷（MDRPU）の予防方法は？

小池真理子　順天堂大学医学部附属順天堂医院　集中ケア認定看護師

Point

- 酸素療法が必要な患者は全身状態の悪化により浮腫の出現，栄養状態の低下により皮膚障害が起こりやすい

- 褥瘡を予防するため，①適切なマスクサイズの選択，②マスクが接触する部位の皮膚保護材の活用，③皮膚を清潔に保ち，保湿を行う，④マスクの圧迫を軽減する，⑤NPPVからの離脱が可能か検討する

- 褥瘡ができた場合は，状態を評価し，必要時ドレッシング材を用いて保存的治療を行う

医療関連機器圧迫創傷（MDRPU）とは

　褥瘡発生対策に関して2002年度の診療報酬改定以降，さまざまな取り組みが行われており，入院患者に対する褥瘡対策は診療報酬に大きく関与しています．医療の進歩により入院患者はさまざまな医療機器を装着する機会が増えており，医療関連機器圧迫創傷（以下，MDRPU：medical device related pressure ulcer）は，近年問題となっています．MDRPUとは，「医療関連機器による圧迫で生じる皮膚ないし下床の組織損傷であり，厳密には従来の褥瘡すなわち自重関連褥瘡（self load related pressure ulcer）と区別されるが，ともに圧迫創傷であり広い意味では褥瘡の範疇に属します．なお，尿道，消化管，気道等の粘膜に発生する創傷は含めない」[1]とされています．

　医療関連機器の例としては，抑制帯，血管留置カテーテル，静脈血栓塞栓症予防弾性ス

図1　医療関連機器圧迫創傷

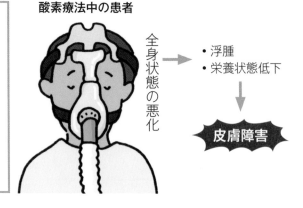

医療機器の例
- 抑制帯
- 血管留置カテーテル
- 静脈血栓塞栓症予防弾性ストッキング
- 経皮的動脈血酸素飽和度モニター
- 酸素マスク
- 非侵襲的陽圧換気療法マスク
- 気管切開カニュラ固定具
　　　　　　　　　　　　　など

酸素療法中の患者

全身状態の悪化　→　・浮腫
　　　　　　　　　・栄養状態低下
　　　　　　　　　　　↓
　　　　　　　　　皮膚障害

トッキング，経皮的動脈血酸素飽和度モニター，酸素マスク，非侵襲的陽圧換気療法マスク，気管切開カニュラ固定具等があります（図1）．これらは，私たちが看護ケアを行う中でよく目にするものであり，医療関連機器の装着に伴う皮膚障害を予防するために，さまざまな工夫をしている人も多いのではないでしょうか．

酸素療法中の患者の皮膚障害

　酸素療法が必要な患者は，手術後や何らかの感染等により侵襲を受けている状態にあります．侵襲を受けた生体は恒常性を維持しようと，代謝，神経・内分泌系，免疫学的機能におよぶ全身の生体反応が起こります．また，全身状態の悪化により浮腫の出現，栄養状態の低下により皮膚障害が起こりやすい状態にあります．

　全身状態が悪化している患者にとって一度，褥瘡が発生してしまうと，そこからさらなる感染を引き起こすだけでなく，永続的な処置が必要になることもあり，患者や家族への負担は計り知れないものがあります．そのため，医療関連機器の適切な取り扱いはもちろんのこと，患者の全身状態を観察し，個別性のあるケアにより褥瘡発生を予防することが必要です．また，褥瘡が発生してしまった場合は，悪化しないよう早期に対応することが重要となります．

酸素療法における褥瘡予防

酸素投与時には，マスク・ネーザルカニューラ・トータルフェイスマスクなど装着するデバイスはさまざまですが，褥瘡が発生する部位は皮膚とデバイスが接触する部分です．今回は，非侵襲的陽圧換気 (noninvasive positive pressure ventilation : NPPV，以下，NPPV) のマスク装着時における褥瘡予防について述べていきます．

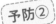

適切なマスクサイズの選択

適切なマスクサイズを選択することで，適正なエアリーク量の維持だけでなく，褥瘡発生予防につながります．それぞれの患者に合ったサイズの計測は，メーカーが推奨しているゲージや製品の外装に付属しているサイズ表を用いるとよいです (写真1)．

写真1 **サイズ表を用いた計測**

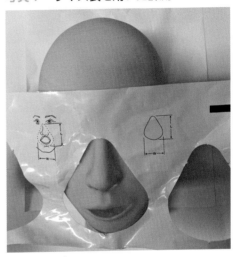

予防② 皮膚保護材の活用

口鼻マスクの場合，鼻梁や顎，前額部に圧がかかりやすく，皮下組織が薄いため褥瘡が好発します．マスクが接触する皮膚への摩擦やズレを低減するために，皮膚保護材を活用することも予防方法の一つです (写真2)．

また，マスクのストラップやストラップのコネクタが接触する頸部，耳介，後頭部なども保護が必要となるため，皮膚保護材が貼付できる部位であれば保護材を使用し，貼付が困難な部位はストラップやコネクタに直接不織布ガーゼなどを巻きつけるとよいでしょう．

皮膚保護材は各施設での採用の有無があるかと思いますが, ポリエチレンジェルシート, シリコンジェルシート, シリコンゲルドレッシング材, ハイドロコロイドドレッシングなどを用います. 経鼻胃管が留置されている患者は, チューブが接触する部位に皮膚保護材や, 専用のデバイス (NGチューブシーリングパッド) を使用し圧迫による皮膚障害を予防します.

写真2　マスクやベルトと接触する部位へ皮膚保護材を貼付

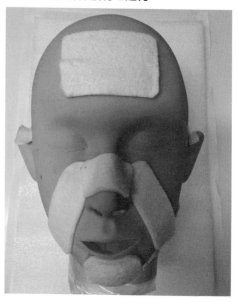

予防③
皮膚の清潔を保ち, 保湿を行う

顔面は, 皮脂腺が多く不潔になりやすいため清潔を保持することが必要です. マスクを外せる場合は, 拭き取りタイプの皮膚洗浄剤を用いて顔面清拭を行います. 皮膚が乾燥している場合は, 清拭後に保湿剤を用いて皮膚を保湿するようにします.

皮膚保護材を剥がす場合, 皮膚保護材を180°折り返し皮膚が持ち上がらないように手で押さえながらゆっくりと剥がすことで, 皮膚への刺激を軽減することができます.

また, マスク自体が汚染されている場合にはマスクの拭き取り, もしくは交換をしましょう.

予防④
マスクが接触する部位の圧迫を減らす

マスク装着時は, マスクと顔が平行にあること, 正面から見て左右が対称となるように装着する必要があります. また, 病状によってマスクが外せる場合は一定時間除圧する時間を設けたり, 複数のマスク (口鼻マスクだけでなくトータルフェイスマスクなど) をローテートし (図2), 同一部位への圧迫を回避することも検討しましょう.

図2　マスクのローテート

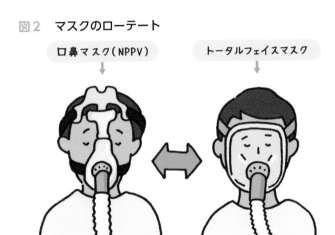

口鼻マスク（NPPV）　　　トータルフェイスマスク

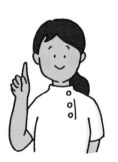

除圧の時間をつくったり複数の
マスクをローテートして同一部
位への圧迫を回避しましょう

予防⑤

NPPVの必要性を評価する

　皮膚保護だけでなく，何よりも患者の全身状態が改善しNPPVマスク装着が不必要となる状態が患者にとって一番よいことです．医師とともにNPPVからの離脱が可能かどうかの評価を行うとよいでしょう．

褥瘡ができてしまったら

　予防のためのケアを行っていても，褥瘡が発生してしまうこともあります．その際は褥瘡状態評価スケール「DESIGN-R®」を使用し，褥瘡の状態を評価します．DESIGN-R®は，1〜2週間に1回採点することが日本褥瘡学会では推奨されています．褥瘡の状態評価を行い，必要時はドレッシング材を用いて保存的治療を行います（図3）．

図3　褥瘡の対応

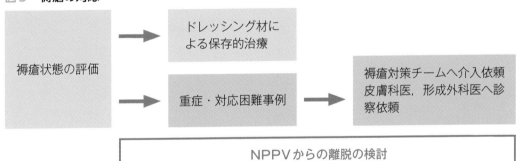

重症患者や栄養状態が非常に低下し対応困難になる事例の場合，褥瘡対策チームへの介入依頼もしくは皮膚科や形成外科の医師へ診察を依頼して，早期の対応を行うことが必要です．

　また，患者もしくは家族からの同意が得られ，施設の設備が整っている場合，褥瘡発生部位の写真を診療記録へ残すことにより経時的な変化として評価することもよいでしょう．

　予防⑤ で述べましたが，できるだけ早期にNPPVからの離脱をすることは褥瘡発生後も常に検討するようにしましょう．

引用・参考文献
1）日本褥瘡学会編：ベストプラクティス　医療関連機器圧迫創傷の予防と管理．照林社，2016.
2）日本褥瘡学会編：褥瘡ガイドブック 第2版．照林社，2015.

8 酸素ボンベの取り扱い方法

小池真理子　順天堂大学医学部附属順天堂医院　集中ケア認定看護師

Point

- 高圧ガスの種類には，酸素，亜酸化窒素，治療用空気，液化二酸化炭素がある
- 酸素ボンベの保管に際しては法律で定められた保管方法を遵守する
- 使用開始にあたっては，搬送中のボンベ残量切れ，ボンベの開閉ハンドル開け忘れなどがないように注意する

　酸素ボンベは，酸素の持続的な投与が必要な患者を検査などで搬送する際に使用します．「酸素ボンベの開栓忘れ」「搬送中に酸素ボンベの残量がなくなる」など，酸素ボンベの使用に関するインシデントは多数報告されています．その他にも，圧力計の破損や酸素ボンベの転倒，MRI非対応のボンベ持ち込みによるMRIへの吸着などのインシデントもあります．さらに，高圧ガスボンベには，酸素だけでなく二酸化炭素や窒素などもあり，酸素ボンベの使用に際しては，十分な注意が必要となります．

ボンベの種類

　ボンベは，充填する高圧ガスの種類に応じて，ボンベの外面の見やすい箇所でボンベの表面積1/2以上に塗色が行われています（表1）．ボンベ使用前には必ず「酸素ボンベ」であることをラベルで確認するようにしましょう．

　日本では高圧ガス保安法により表1のように定められていますが，ボンベの塗色区分は

国によって異なるため取り扱う際には十分に注意が必要です．ガスボンベにはこの他に，可燃性ガスまたは毒性ガスの場合は，その性質を示す文字（「燃」または「毒」）が明示されています．なお，容器検査に合格したボンベには，検査実施者や内容積などが刻印されています（図1）．

高圧ガスの種類	塗色の区分
酸素	黒色
亜酸化窒素	ねずみ色
治療用空気	ねずみ色
液化二酸化炭素	緑色

表1 ボンベ塗色区分

図1 ボンベの表示

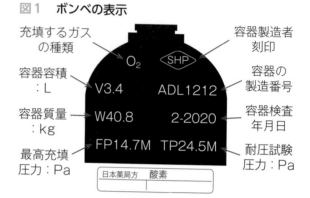

酸素ボンベの保管方法

　ボンベを一定の場所に保管する場合は．貯蔵状態での災害発生を未然に防ぐ必要があります．そのためにボンベは以下のような場所に保管しなければならないことが高圧ガス保安法によって定められています[1]．

①風通しの良い場所であること

②充填容器と残ガス容器などが区別できること

③周囲2m以内に引火性物がないこと

④常に温度が40℃以下であること

⑤転倒を防止する措置があること

酸素ボンベ使用開始時の注意点

　使用開始にあたっては，搬送中のボンベ残量切れ，ボンベの開閉ハンドルの開け忘れなどがないようにしましょう．検査出棟時は慌てていたり，ほかの用事に気を取られて確認不足になることが多いため，とくに注意が必要です．

図2　**酸素流量計，圧力計**

圧力計の目盛

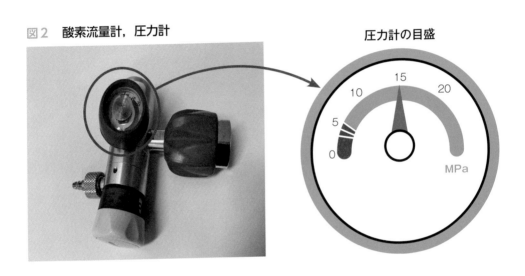

使用前確認事項

①酸素ボンベであることを確認します．

②新しい酸素ボンベには口金部分に防塵フィルムが貼られているため，フィルムを剥がします．

③ボンベの口金部分と酸素流量計および圧力計の口金付近に塵埃がないこと，パッキンの破損や劣化がないかを確認します．

④酸素流量計・圧力計のボルトを手で回して取り付け，回らなくなったところでスパナを使用し確実に閉めて固定します．

⑤酸素ボンベのバルブを開き，接続部から漏れがないか，圧力計で残量を確認します．満タンの新しいボンベは，圧力計の目盛が**15（14.7）MPa**になります（図2）．

⑥酸素流量計を開け，酸素の吹き出し口に手や耳をあて，酸素が流れていることを確認します．

残 量 の 計 算 方 法

施設によっては，酸素ボンベ使用可能時間早見表を使用しているところもあります．表がない場合は計算式によって求めることができます．

通常満タンに充填された状態は**14.7MPa（メガパスカル）**[*1]で，**500L**の酸素が入っています圧縮されて充填されているため，残っている酸素量を圧力計から計算することができます．

14.7MPaの圧力で500Lの酸素が充填されているので，圧力と容量の比で酸素量を算出します．

残圧/14.7MPa ＝ 酸素残量/500L

したがつて　**酸素残量＝残圧×34**[*2] ということになります．

・残圧が**5MPa**であれば　**酸素残量＝5MPa×34**となります．**170L**の残量があるという計算です．

【例】

使用酸素量が**3L/分**であるならば，

170L÷3L/分≒56.7（約57分）と計算することができます

ただし臨床では，さらに安全係数というものを考慮して，この値に0.8を乗じて使用可能時間を算出します．実際には検査が予定より長くなってしまうことやエレベーターがなかなか来ないなど予定外のことが起こりえます．検査出棟の際は，酸素使用想定量の1.5〜2倍程度の量の酸素ボンベを持っていくことがよいでしょう．また，病室へ戻った際は速やかにベッドサイドの中央配管に酸素をつなぎかえることを忘れずに行いましょう．

Word

＊2　以前はボンベの圧力表示は，「kgf/cm²」という単位を使用していました．圧力計も古いものでは「kgf/cm²」表記のものがあります．**満充填14.7MPaが150 kgf/cm²**になります．

＊3　500L÷14.7MPaの計算をすると34になります．

使用済み酸素ボンベの交換方法

①使用済みの酸素ボンベのバルブを閉め，圧力ゲージが「0」になっていることを確認します.

　→開栓状態では圧力がかかったままであり，酸素が吹き出すことや流量計が飛ぶことがあるため.

②スパナを使用し酸素流量計と圧力計のボルトを緩め，ある程度緩んだら手で回してボンベから酸素流量計を外します.

③使用済みの酸素ボンベには空であることが分かるよう「空」などと表記したラベルを付けます.

　新しい酸素ボンベを使用する際は，【使用前確認事項】に述べた手順で使用を開始します.

＊　＊　＊　おわりに　＊　＊　＊

　最初に述べたように，酸素ボンベの使用に関するインシデントは毎年起こっています.酸素ボンベを安全に取り扱うためには，管理方法や手順をマニュアル化し，定期的に手技の確認などを行うとよいでしょう.

引用・参考文献
1）篠原一彦ほか編著：臨床工学講座　医用機器安全管理学（日本臨床工学技士教育施設協議会　監），医歯薬出版, p.96-101, 2009.

9 病棟で扱うガスの種類と注意点

小池真理子　順天堂大学医学部附属順天堂医院　集中ケア認定看護師

Point

- 一般病棟のベッドサイドの壁にある配管では酸素，吸引が主であり，一般病棟の重症患者部屋や集中治療室では酸素，吸引に加えて空気がある

- 日頃からアダプタ部分やリングカバーの変形，破損がないかをチェックする

- 医療ガス使用時は使用したいガスであるか，適切に酸素や空気が流れているか，吸引圧がかかるかを確認する

医療ガスの種類

　病棟で目にする医療ガスには酸素，空気，吸引，笑気があります．一般病棟のベッドサイドの壁にある配管では酸素，吸引が主であり，一般病棟の重症患者部屋，集中治療室では酸素，吸引に加えて空気があります．

　病院で使用される酸素は，病院敷地内にあるＣＥ（コールドエバポレーター）タンクに備蓄された液化酸素を気化して供給する施設と，ボンベ庫の連結されたボンベから供給する施設があります．これらの中央設備から院内へ決められた色の配管で病棟までつながっています．各病棟には，火災や配管損傷時にガスを止めることができるシャットオフバルブ（区域緊急遮断弁）が設置されています（図1）．

　これは，緊急時，保守点検や修理時などに送気の区画を分離するために設けられており，バルブを閉めることによりベッドサイドへのガス供給が停止されるため，操作は許可された専任職員のみとされています．また，配管の圧力低下によって，患者への酸素供給が止まる可能性があるため，病棟には圧力監視装置があり，圧力低下時には警報が鳴るようになっています．

図1　シャットオフバルブ（区域緊急遮断弁）

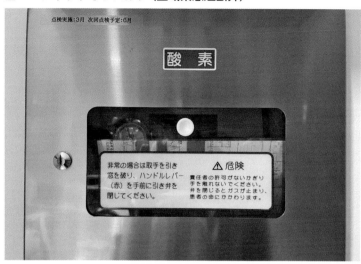

医療ガス使用時の注意

　患者へ医療ガスを使用する際には，ベッドサイドにある配管末端器（アウトレット）にコネクタを接続します．配管末端器には壁取付式（図2）や，天井から吊り下がっているホース取付式，シーリングコラムなどがあります．

　また，この配管末端器のガス取り出し口は異なる種類のガス，異なる圧力または異なる用途の間での誤接続を防止するために，ガス別特定コネクタが使用されています．主に**ピン方式**と**シュレーダー方式**があり，ピン方式では図3にあるようにソケット周囲に二つないしは三つの小さな孔があいています．この孔の数と角度は医療ガスごとに決まっており，異なったアダプタプラグが接続できないようになっています．

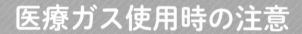

　シュレーダー方式は，アダプタプラグのリング部の口径が医療ガスごとに異なっています．さらに，医療ガスの種類によって色でも区別されており，酸素：緑色，空気：黄色，吸引：黒色，笑気：青色となっています（図3）．

　設備点検は定期的に行われていますが，日頃からアダプタ部分やリングカバーの変形，破損がないかをチェックすることが必要です．

　また，医療ガス使用時は使用したいガスであるか，適切に酸素や空気が流れているか，吸引圧がかかるかを確認することも重要となります．

図2 配管末端器

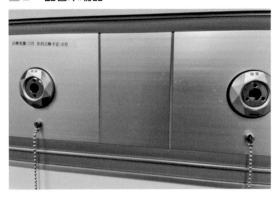

図3 接続部の色の違い

	酸素	空気	吸引	笑気
ピン方式	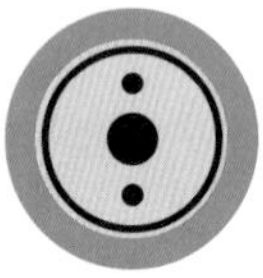	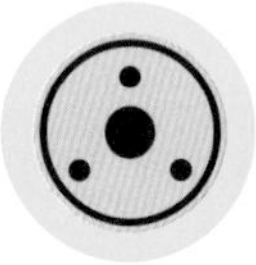	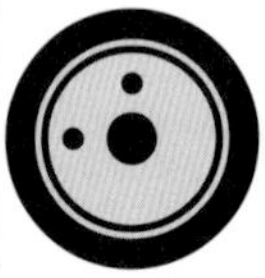	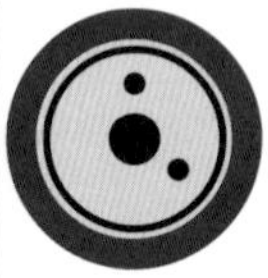

引用・参考文献
1）篠原一彦ほか編著：臨床工学講座　医用機器安全管理学（日本臨床工学技士教育施設協議会　監），医歯薬出版，p.80-95，2009.

Chapter Ⅲ

酸素投与時の
フィジカル
アセスメント

1 呼吸回数／呼吸リズム／呼吸音はどこに注意して，どうみる？

吉岡真弓　千葉市立青葉病院看護部 ICU・HCU　集中ケア認定看護師

Point

- 呼吸状態はSpO$_2$値だけでなく「実際に見て観察する」ことが重要．呼吸回数は呼吸不全を早期に発見することができる重要項目
- 呼吸リズムは，リズムと様式の異常から病態を推測する．呼吸数と同時に胸郭の動きや呼吸パターンも観察する
- 呼吸音の異常は大きくわけて「低下」と「副雑音」があり，どの部位で生じているかを把握しケアを考える

　酸素療法を開始した後の呼吸状態の評価として経皮的酸素飽和度（SpO$_2$）値があります．SpO$_2$は酸素化の指標として非侵襲的（経皮的）に測定できるため，状態変化に気づきやすい半面，その数値だけで呼吸や酸素化を評価することはとても危険です．

　それは低酸素に陥ったとしても，代償的に頻呼吸となるため，ある程度SpO$_2$は保たれている場合があるからです．SpO$_2$が低下し始めてからの対応では，患者の予備力は既に力尽きてしまっている可能性があります．モニター越しにSpO$_2$値ばかり見ているのではなく，呼吸状態は患者のベッドサイドで「実際に見て観察する」ことが重要です．

　意識的に，苦しそうな呼吸様式ではないか，呼吸数はどうか，胸郭の動きに左右差はないか，リズムはどうかなどを観察し，その他のバイタルサインと合わせて総合的にアセスメントします．本項では酸素療法時のフィジカルアセスメントでポイントとなる呼吸回数，リズム，呼吸音について詳しく解説します．

呼吸回数はどこをどう👀みる？

　患者の病態を鋭敏かつ正確に示しているのは，バイタルサインである呼吸回数です．通常は**12〜20回/分**で，それ以上だと**頻呼吸**になります（表1）．

　頻呼吸があるということは，通常の呼吸では必要な酸素を十分取り込めないという**反応**であり，とても危険な兆候です．そのため呼吸回数は呼吸不全を早期に発見できる重要な項目です．また敗血症の疑いを簡便にスクリーニングできる指標として用いられる**qSOFAスコア**[*1]（表2）にも含まれています．

　通常，呼吸は「①吸う，②ためる，③吐く，④休止」の四つで成り立っており，図1のような時間成分となっています．

　頻呼吸（図2）は，低酸素血症や不安，過換気症候群等で見られます．また**敗血症**により乳酸アシドーシスに傾いた場合，代償反応により二酸化炭素（酸）を排出するため頻呼吸となります．

　徐呼吸（**12回/分以下**）は肺胞低換気や，中枢神経障害，薬物投与による影響等で見られます．

　呼吸回数が**25回/分**を超える頻呼吸になると，休止時間が短縮し呼吸筋疲労を招きます．また気管支攣縮（閉塞性換気障害）などにより呼気時間が延長した場合も，休止時間が短縮します．

　酸素療法を開始しても頻呼吸や**低酸素血症を疑う症状（チアノーゼ，頻脈，不整脈等）**が続く場合は，さらに呼吸仕事量が増えるという悪循環へ陥るため，酸素デバイスを必要濃度に応じて変更します．

Word

＊1　**qSOFAスコア**：一般病棟に入院している患者の，敗血症の可能性を迅速に判断するスコアで，2点以上であれば敗血症を疑い臓器障害の評価を行うことが推奨されている．

表1　呼吸数の異常

種類	呼吸数	原因
頻呼吸	25回/分以上	肺炎，心不全，無気肺，恐怖や不安，興奮時
徐呼吸	12回/分以下	肺胞低換気，脳腫瘍，頭蓋内圧亢進，薬物，鎮静薬投与

表2　qSOFAスコア

	項目	点数
血圧	収縮期血圧100mmHg以下	1
呼吸数	22回/分以上の頻呼吸	1
意識	意識障害（GCS15未満）	1

2点以上あれば敗血症を疑う

図1　正常な呼吸成分

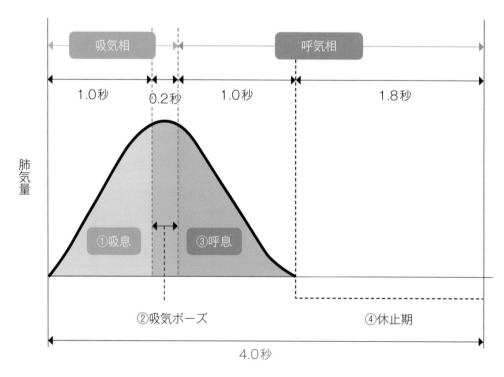

自治医科大学附属さいたま医療センター RST：これならわかる！人工呼吸器の使い方（讃井 將満 監）．p.125，ナツメ社，2018. より転載，一部改変

図2　頻呼吸時の呼吸成分

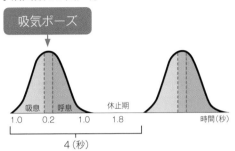

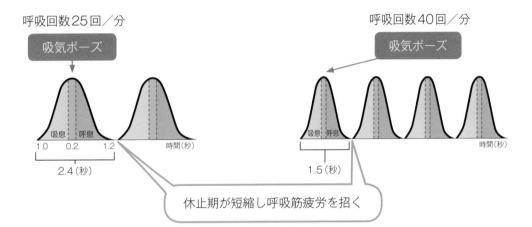

正常呼吸

呼吸回数15回／分

吸気ポーズ

吸息　呼息　　　休止期
1.0　0.2　1.0　　1.8　　　　　　時間(秒)
4(秒)

頻呼吸

呼吸回数25回／分

吸気ポーズ

吸息　呼息
1.0　0.2　1.2　　　時間(秒)
2.4(秒)

呼吸回数40回／分

吸気ポーズ

吸息　呼息
1.5(秒)　　　時間(秒)

休止期が短縮し呼吸筋疲労を招く

・呼吸回数を👀みる Point はここ！・

- 頻呼吸（25回／分以上）か？　徐呼吸（12回／分以下）か？
- 頻呼吸の場合，敗血症，低酸素血症，過換気症候群などを疑う
- 徐呼吸の場合，肺胞低換気，中枢神経障害，薬物の影響などを疑う
- 酸素療法を実施しても頻呼吸や低酸素血症を疑う症状が続く場合は，酸素デバイスを必要濃度に応じて変更する

呼吸リズムはどこをどう👀みる？

呼吸状態の視診では，呼吸数や深さの異常をとらえることも必要ですが，さらにそれがどのように繰り返されるかという呼吸リズムやパターンの異常をとらえることも大切です（図3）．成人の正常呼吸はほぼ一定ですが，**脳の障害**や**昏睡状態**においては特徴的な呼吸パターンが出現します．

また**呼吸困難時**には，特徴的な所見が見られるため代表的な呼吸様式の異常を知っておく必要があります（表3）．

呼吸リズムや呼吸様式の異常は視診で分かる重要な所見であり，それにより病態を推測することができるため，呼吸数と同時に胸郭の動きや呼吸パターンも観察します．

● 呼吸回数を👀みる Point はここ！ ●

- 呼吸リズムに異常はないか？
- 呼吸様式の異常はないか？
- リズムと様式の異常から病態を推測する
- 呼吸数と同時に胸郭の動きや呼吸パターンも観察する

図3　呼吸リズムの異常

	型	特徴	疾患
チェーン・ストークス呼吸	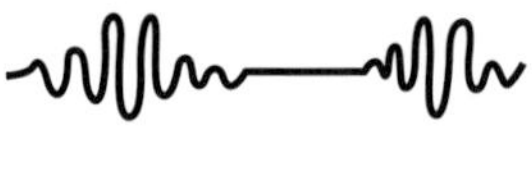	数秒～数十秒の無呼吸に続き，呼吸の深さが次第に増し→次第に減少し→無呼吸を周期的に繰り返す	呼吸中枢の障害 脳疾患 うっ血性心不全
ビオー呼吸	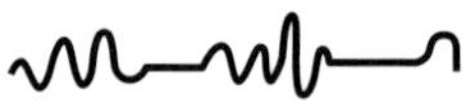	呼吸数，深さ，リズムともに不規則で，周期的に無呼吸を繰り返す	呼吸中枢の障害 髄膜炎
クスマウル呼吸	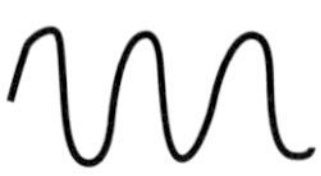	1回あたりの呼吸が大きくゆっくりした呼吸	代謝性アシドーシス （糖尿病性ケトアシドーシス）の補正

表3　呼吸様式の異常

奇異呼吸	吸気時　　呼気時	・正常時は胸部と腹部の動きは同調するが，逆の動きをする呼吸様式．上気道閉塞等で見られる
努力呼吸		・胸鎖乳突筋などの呼吸補助筋を使用した肩を上下に動かす呼吸 ・COPDや気管支喘息の発作時
起座呼吸		・仰臥位では呼吸困難が増強するため，起き上がり座位の姿勢をとる呼吸．座位になることで静脈還流が減り呼吸が楽になる ・心不全や気管支喘息の発作で見られる
下顎呼吸		・吸気時に下顎を大きく動かし口をあける呼吸でショック時に認める
口すぼめ呼吸		・COPDに特徴的に出現し口をすぼめて吐く

呼吸音はどこをどう 聞く？

　呼吸音の聴診では，気道や肺胞などの状態を把握することができ，SpO₂低下や呼吸数の異常をきたしている原因を探ることができます．呼吸音の異常は大きくわけて「**低下**」と「**副雑音**」があります．

呼吸音の低下

「低下」（図4）は呼吸音の減弱や消失した場合で，気胸，無気肺，胸水，高度の肺気腫を疑います．そのため，どの部位で生じているかを把握することが大切です．

副雑音

「副雑音」（図5）は気道分泌物の存在や気道閉塞，肺胞の器質的変化等を表し，**表4**のような疾患を疑うことができます．

酸素療法開始後の効果は20〜30分経過してから呼吸数，リズム，聴診を含めて図6のようにアセスメントします．

図4　呼吸音低下

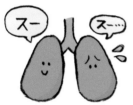

片側の呼吸音減弱
虚脱した肺の換気量が低下し，呼吸音が減弱，消失します

図5　副雑音

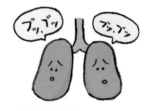

両側の水泡音
貯留した粘稠痰により水泡音が発生する

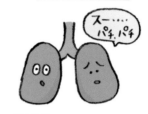

捻髪音
含気が低下し，気道が閉塞していることを示す所見で，閉塞した末梢気管支の再開通により捻髪音が発生する

表4　副雑音と疑われる病態

	名称	聴こえ方	考えられる原因
連続性	低音性(Rhonchi) いびき音	比較的低めで鼾のように聴こえる音(グーグー・ブーブー)	太めの中枢気道の狭窄で発生 →気道内分泌物の存在
	高音性(Wheezes) 笛様音	比較的高い笛のような音(ピーピー・ヒューヒュー)	比較的細い気道の狭窄で発生 →気管支喘息
断続性	細かい(Fine crackles) 捻髪音	細かく音の数が多い(パチパチ)	閉塞した末梢気管支が再開通した際に発生 →間質性肺炎，肺気腫
	粗い(Coarse crackles) 水泡音	粗く散発的(ポコポコ，ブツブツ)	気道内分泌物の振動 →心不全，細菌性肺炎

SpO₂ が低下したらすぐに吸引？

　吸引は日常的に行うケアの一つですが，苦痛や侵襲を伴う処置です．よくSpO$_2$が低下したからといって聴診もせずにルーティンで吸引する場面を見かけます．しかし吸引では中枢側の主気管支に存在する分泌物しか除去することはできません．また，聴診でFine crackles が聴取された場合は，肺胞の問題のため吸引をしても改善しません．

　Rhonchi やCoarse crackles を認めた際は吸引を検討します．その際，気管分岐部より末梢の気管支に分泌物が存在している場合は，加湿や体位ドレナージを行い中枢側へ移動してから吸引を行います．このように正しくアセスメントし，ケアを行うことが大切です．

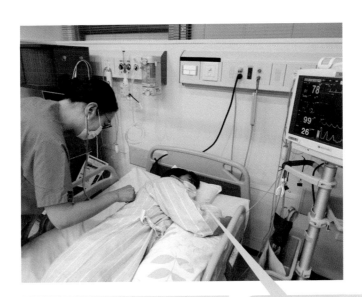

Point

聴診で気道分泌物の存在が疑われる場合は位置を確認し，体位ドレナージにより中枢側へ移動させ排痰を促します

分泌物がある部位が主気管支よりも高い位置になるように体位を調整する

図6 酸素療法時のフィジカルアセスメント

①視診
意識レベルはどうか？
- 気道の確認
  - →声は出るか

チアノーゼの有無
- 姿勢
  - →起座呼吸の有無

頸静脈怒張の有無
- 呼吸パターン・呼吸数
  （呼吸補助筋の使用）
  - →努力様呼吸の有無
  - →浅速呼吸の有無
- SpO₂値

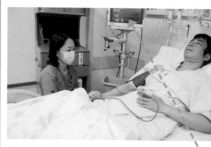

呼吸の観察
呼吸数の測定は，脈拍測定を行います．患者に気づかれないように測定します．

②触診
四肢末梢冷感の有無
- 胸郭の動き（左右差）を確認
  - →吸気時に胸が膨らんでいるか

③聴診
低下，副雑音の有無
ストライダー*²の有無
  - →上気道閉塞を疑う

④その他
VS（血圧・脈拍）や画像所見，血液ガスデータを総合的にアセスメントする

意識レベル	脳への酸素供給低下から意識障害が起こりうる
チアノーゼ	中心性チアノーゼ：舌・口腔粘膜などに見られ低酸素血症で出現する 末梢性チアノーゼ：手足の先端に見られ，心拍出量の低下，末梢血管の収縮で出現する
頸静脈怒張	右心系の圧の上昇を示唆する所見で右心不全やCOPDで見られる
四肢末梢冷感	末梢循環不全徴候

チアノーゼの主な出現部位

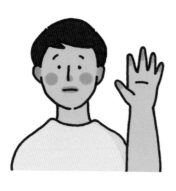

聴診の部位と順番

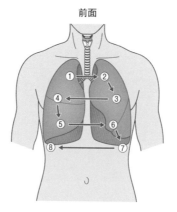
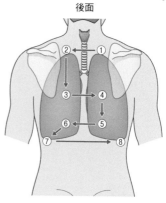

Word

*2　**ストライダー（stridors）**：吸気相に聴かれる連続性雑音（喘鳴）

酸素デバイスの変更

酸素療法を開始しても頻呼吸や低酸素血症を疑う症状（チアノーゼ，頻脈，不整脈等）が続く場合は，酸素化の状態を評価し，酸素デバイスを必要酸素濃度に応じて変更します．

Ⅰ型呼吸不全で目標とするSaO_2が維持できない場合，「鼻カニュラ→簡易酸素マスク・ベンチュリーマスク→リザーバー付酸素マスク→HFNC」の順に変更することが多いです（図7）．

注意しなければいけないのは**高二酸化炭素血症を伴うⅡ型呼吸不全**の患者です．鼻カニュラやベンチュリーマスク等で酸素療法を開始してもSpO_2が上昇しない場合は，換気の悪化を鑑別する必要があるため，血液ガス分析で確認します．$PaCO_2$値の上昇を認めた場合は，HFNC[*3]への変更（図8）や，NPPV[*4]やIPPV[*5]による換気補助も検討する必要があります．

このように酸素化の良い・悪いは，SpO_2モニターや本人の自覚症状だけで判断するのではなく，呼吸回数，呼吸パターン（呼吸補助筋の使用，陥没呼吸，シーソー呼吸の有無），口唇やチアノーゼの有無，胸部聴診，心電図モニターや血圧，胸部X線写真，血液ガス分析などの情報を含めて総合的に判断します．また病態によっては労作時や夜間就寝時のみSpO_2の低下を認める場合もあるため，状況に合わせて酸素流量を増やす必要があります．

酸素療法は日常的に行われる治療の一つですが，酸素デバイスの特徴を正しく理解したうえで現在の患者に適しているのかをアセスメントし，酸素流量・濃度を調整することが大切です．

図7　Ⅰ型呼吸不全の酸素デバイスの変更例

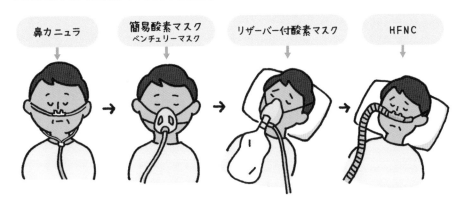

鼻カニュラ　　簡易酸素マスク ベンチュリーマスク　　リザーバー付酸素マスク　　HFNC

Word

* 3　**HFNC**：high flow nasal cannula，経鼻高流量酸素療法
* 4　**NPPV**：noninvasive positive pressure ventilation，非侵襲的陽圧換気
* 5　**IPPV**：invasive positive pressure ventilation，侵襲的陽圧換気

**図8　高二酸化炭素血症を伴うⅡ型呼吸不全の
デバイス変更例**

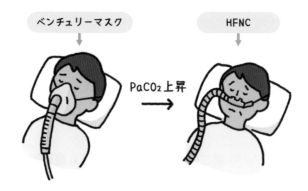

ベンチュリーマスク　　　　HFNC

$PaCO_2$上昇

労作時や夜間就寝時のみ SpO_2 低下を認める場合

間質性肺炎の患者

　　間質性肺炎の患者は労作時（日常生活動作時等）に低酸素血症を認めることが多いため，次のこと
に気をつけましょう．

- 間質性肺炎では，間質に炎症が起こり厚さが増すことにより肺胞気にある酸素がヘモグロビ
  ンに到達するまでの時間が長くなり（＝拡散障害）低酸素血症になる
- 労作で肺血流速度が速まることにより，酸素化されない血液が増えて SpO_2 が低下する
- 労作ごとの SpO_2 値を参考に低酸素血症を評価し，労作時には酸素流量を上げる必要がある

・呼吸音を👀聞く Point はここ！・

- 呼吸音の低下は気胸，無気肺，胸水，高度の肺気腫を疑う
- 副雑音は連続性の場合は気道分泌物の存在や気管支喘息を疑う．断続性の場合は
  間質性肺炎，肺気腫，心不全，細菌性肺炎を疑う
- 呼吸状態の評価は SpO_2 値だけではなく，呼吸回数・呼吸パターンなどを含めて
  総合的に判断し，必要酸素濃度に応じて酸素デバイスを変更する

引用・参考文献
1）長尾大志：まるごと図解　呼吸の見かた．照林社，2016.
2）岡 三喜男：読む肺音　視る肺音：病態がわかる肺聴診学．金原出版，2014.
3）道又 裕 編著：新 人工呼吸ケアのすべてがわかる本．照林社，2014.

Chapter IV

酸素投与と
合併症

酸素療法で起こる合併症は？

平野　充　千葉市立青葉病院看護部 ICU・HCU　集中ケア認定看護師

Point

- 慢性閉塞性肺疾患（COPD）などの患者への酸素療法の合併症には，高濃度酸素投与が契機となり生じる**呼吸抑制**や，意識障害を生じる**CO_2ナルコーシス**があります

- 高濃度酸素投与により，**細胞障害**やそれに伴う肺組織細胞の障害をもたらす**酸素中毒**，**吸収性無気肺**などを生じる場合があります

　酸素療法は，低酸素血症による生体や組織の酸素不足を補うために実施されます．酸素投与の効果に注目してしまいますが，合併症にはCO_2ナルコーシスをはじめ，高濃度酸素投与による肺障害，無気肺などがあり，これらを理解したうえで酸素療法を行う必要があります．

呼吸抑制，CO_2ナルコーシス

　慢性閉塞性肺疾患（COPD）などの患者への酸素療法の合併症として，高濃度酸素投与が契機となり生じる**呼吸抑制**や，意識障害を生じる**CO_2ナルコーシス**があります．これには，呼吸調整の仕組みが関与しており，安易な考えでの酸素投与は危険を伴います．

呼吸の調整

通常の**外呼吸**[*1]では，主に肺胞内へ取り込んだO_2（酸素）を血液中に吸収させ，血液中から肺胞内へ移動したCO_2（二酸化炭素）を体外へ排出しています．血液中のCO_2の量は換気量によって変化し，換気量が増加すれば，呼吸を通じて体外に排出され，換気量が減少すれば体内に貯留していきます．

酸塩基平衡[*2]においては，酸性物質であるCO_2が体外に排出されれば**pHは上昇し**[*3]，体内に貯留すれば**pHは下降を示し**[*4]，いずれも正常値から大きく外れると，全身の組織や臓器が障害されてしまいます．このようなことから，換気量の調整は生体にとって重要な役割を担っています．

呼吸の調整（図1）は，化学受容器がセンサーとして体の状態を検知し（図1-①）その刺激を受け，延髄にある呼吸中枢が司令役となり換気を調整（図1-②），呼吸筋などが換気を行います（図1-③）．

化学受容器のうち，中枢化学受容器は延髄にあり，主に血液中から移行した脳脊髄液中のCO_2増加やこれがもたらすpH低下を感知します．頸動脈や大動脈にある末梢化学受容器では主にO_2低下を感知しています．

通常であれば，軽度のCO_2が増加した刺激は，CO_2を体外に排出するために呼吸を促進させます．また，O_2低下の刺激も呼吸を促進させ，これらの正常範囲を保とうとします．

> **Word**
>
> *1 **外呼吸**：大気から肺で酸素を取り入れ血液に送り込み，二酸化炭素を放出する工程
>   **内呼吸**：外呼吸で得た酸素を細胞に送り，細胞で排出された二酸化炭素を運び出す工程
> *2 **酸塩基平衡**：体内での酸と塩基のバランスで，主に肺と腎臓で調整を行っている
> *3 **pHが上昇する**：体は塩基（アルカリ性）に傾く
> *4 **pHが下降する**：体は酸性に傾く

図1 呼吸調整のしくみ

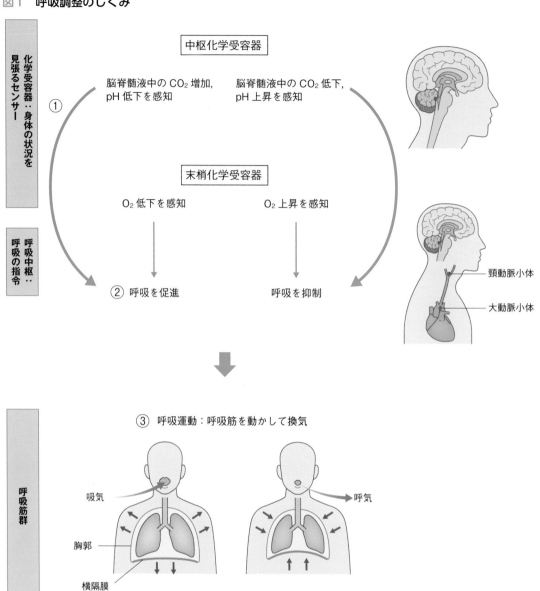

化学受容器：身体の状況を見張るセンサー

呼吸中枢：呼吸の指令

① 中枢化学受容器

脳脊髄液中の CO_2 増加, pH 低下を感知　　脳脊髄液中の CO_2 低下, pH 上昇を感知

末梢化学受容器

O_2 低下を感知　　　　　　　O_2 上昇を感知

② 呼吸を促進　　　　　　　　呼吸を抑制

頸動脈小体

大動脈小体

呼吸筋群

③ 呼吸運動：呼吸筋を動かして換気

吸気　　　　　　　　　　　　　呼気

胸郭

横隔膜

換気量が多いと CO_2 は体外に排出
換気量が少ないと CO_2 は体内にたまる

呼吸抑制とCO₂ナルコーシスの原因

　COPDなど慢性的にCO_2が貯留している病態には，**肺胞低換気**があり，慢性的なCO_2上昇と慢性的なO_2低下を併せ持っています．血液中や脳脊髄液中のCO_2が常に高い状態にあると，化学受容器ではCO_2上昇に対する反応は鈍くなり，呼吸中枢での呼吸を促進させる反応も起こりにくくなっています（図2-①）．このため，換気量を増加させる呼吸調整はCO_2上昇は契機となりづらく，O_2低下による反応が主に調節を担うことで成り立っています（図2-②）．

　このような状況にある患者が高濃度の酸素吸入を行うと，血液中のO_2は増加し，化学受容器では体内に十分な酸素があると検知，結果として呼吸を抑制するよう反応します（図2-③）．呼吸を抑制してしまうので，換気量は減少しCO_2を呼吸で排出することができずにさらに体内に貯留していきます（図2-④）．

　体内のCO_2が代償しきれないほど上昇すると，酸塩基平衡のバランスが崩れ，pHは下降し，呼吸性アシドーシスと言う状況に陥ります．pH下降は化学受容器で検知され，換気を促進させますが，CO_2上昇やO_2低下よりも呼吸促進への反応は弱いとされます．

　呼吸性アシドーシスがさらに悪化すると，脳脊髄液のpH低下から意識障害や中枢神経症状を伴った，**CO₂ナルコーシス**の状態となります．

CO₂貯留の症状

　CO_2が貯留すると，血管拡張による顔面紅潮や頭痛，一過性の血圧上昇，頻脈，体温に関係なく発汗が見られます（表1）．神経症状として中枢神経の抑制による傾眠，振戦，羽ばたき振戦，痙攣などを生じ，患者によっては気分不快やだるい，眠いといった表現をすることもあります．

表1　**CO₂貯留の症状**

神経症状，精神症状	循環その他
• 頭痛 • 振戦 • めまい • 意識障害 • 羽ばたき振戦 • せん妄 • 情緒障害	• 頻脈 • 血圧上昇 • 頸静脈怒張 • 顔面紅潮 • 発汗 • うっ血乳頭

図2　慢性的にCO_2が貯留している患者の呼吸調整

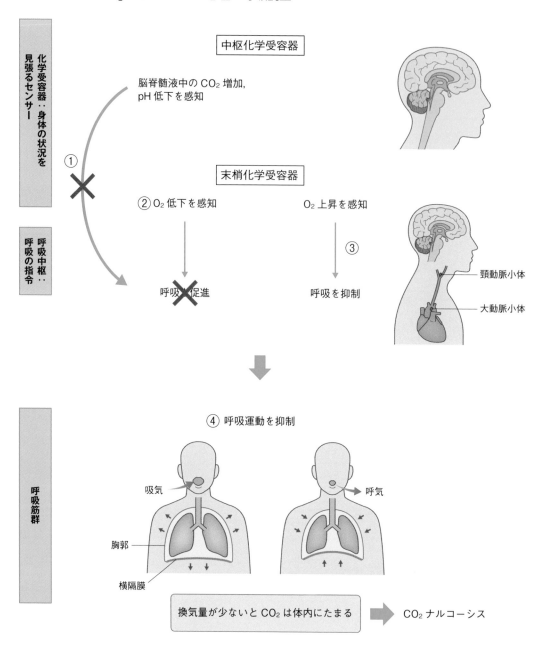

① CO_2が常に高い状態のためCO_2上昇に対する反応は鈍くなっている．呼吸中枢での呼吸を促進させる反応も起こりにくい

② 換気量を増加させる呼吸調整はCO_2上昇は契機となりづらく，O_2低下による反応が主に調節を担う

③ 高濃度の酸素吸入を行うと，血液中のO_2は増加し，化学受容器では体内に十分な酸素があると検知，呼吸を抑制する

④ CO_2を呼吸で排出することができずにさらに貯留，意識障害や中枢神経症状を伴った，CO_2ナルコーシスとなる

予防と対応

　まずは，酸素投与によって呼吸抑制やCO_2ナルコーシスを起こしやすい患者であるかを確認し，呼吸抑制やCO_2ナルコーシスを予防します．

CO_2ナルコーシスを起こしやすい患者

- **$PaCO_2 \geqq 45mmHg$**　　慢性的にCO_2が高い
- 慢性閉塞性肺疾患：COPD（肺気腫・慢性気管支炎）
- 在宅酸素療法を行っている

　酸素療法を行う際には，低濃度となる酸素投与から開始しSpO_2 88〜92%程度を目標に吸入酸素濃度の調整を行います．経鼻カニュラから使用することが多いと思いますが，呼吸パターンの変化によって，吸入酸素濃度が不安定となりやすく注意が必要です．このような場合は，吸入酸素濃度を一定に保つことができるベンチュリーマスクや，吸入酸素の設定と気道内のCO_2洗い流し効果を持ち合わせたHFNCを使用することも検討されます．

　酸素療法中，呼吸抑制やCO_2貯留の症状が出現した場合は医師へ報告します．このような場合，動脈血液ガス分析による評価などが必要となります．

　著しいCO_2貯留やナルコーシスとなった場合には，CO_2を呼吸によって排出させ，呼吸性アシドーシスを改善させる必要があります．

　CO_2ナルコーシスの問題は，**呼吸抑制による低換気と意識障害**です（図3）．意識障害は気道の閉塞も起こしやすく低換気を助長する場合もあります．CO_2ナルコーシスを改善させるためには換気量を増加させる必要があり，**NPPV**[*5]や気道確保にもなる**IPPV**[*6]の使用が検討されます．

　一方で，**$SpO_2$88%未満が継続する**など低酸素血症となる場合には，生命の危機的状況に陥る可能性が高くなります．このような場合，酸素投与量を増やして対応すると思いますが，呼吸抑制の可能性も高くなるため，医師へ報告するとともに呼吸抑制や意識障害に備え，人工呼吸器の準備や，観察も密に行うことが重要になります．

Word

- [*5]　**NPPV**：noninvasive positive pressure ventilation，非侵襲的陽圧換気．マスクなどを使用して行う人工呼吸
- [*6]　**IPPV**：invasive positive pressure ventilation，侵襲的陽圧換気．気管挿管など侵襲的な気道確保を用いて行う人工呼吸

図3 CO₂ナルコーシス症状と対応

CO₂ ナルコーシス

低換気
- CO₂貯留
- 低酸素血症
- 呼吸性アシドーシス
- 組織臓器障害
- 呼吸停止

悪化

意識障害
- 神経症状
- 頭痛
- 意識低下
- 昏睡

症状の悪化がないか確認する

対応

換気量を上げてCO₂を排出
- 換気の補助
- IPPVやNPPV

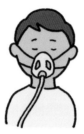

気道閉塞のリスクに対応
- 気道確保
- 気管挿管

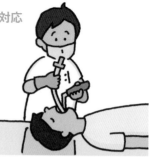

酸素中毒，吸収性無気肺，高濃度酸素吸入による障害

　高濃度酸素投与による影響には，細胞障害やそれに伴う肺組織細胞の障害をもたらす酸素中毒，吸収性無気肺などがあります．酸素療法を行う際は不必要な高濃度酸素の投与を避ける必要があります．

酸素中毒

　酸素中毒（図4）とは高濃度酸素を吸入することで生じる悪影響のことを示し，気道や肺実質に障害をおこすことがあります．

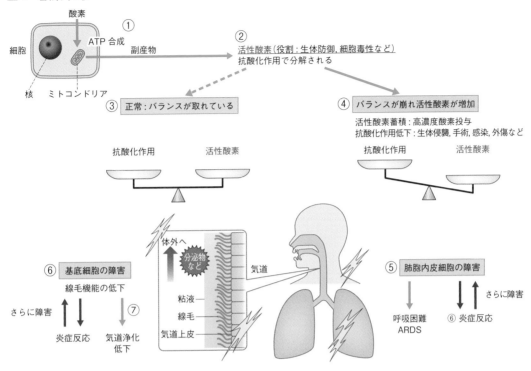

図4　酸素中毒

酸素中毒の原因は酸素の毒性

　原因として，酸素の毒性が関与しています．吸入した酸素は，細胞での好気性代謝に利用され，ATPの合成が行われるとともに，その副産物として活性酸素が発生します（図4-①）．活性酸素は，生体防御としての役割がある一方で，細胞内のDNAやタンパク質，脂肪などを酸化させ，毒性として細胞障害をもたらします（図4-②）．この活性酸素の作用は通常であれば，生体内の抗酸化作用によって打ち消されるため，一定のバランスが保たれています（図4-③）．

　しかし，疾患，手術などによる生体侵襲が加わることによって，抗酸化作用は不十分となる場合があり，また，高濃度酸素の長時間にわたる吸入は，抗酸化作用を上回る活性酸素の発生につながります（図4-④）．このように活性酸素の発生と抗酸化作用のバランスが崩れることで，細胞障害をもたらす可能性が高くなります．

肺実質，気道への影響は？

　高濃度酸素に曝されている気管上皮，肺胞上皮細胞や血管内皮細胞などで細胞が障害されます（図4-⑤）．また，細胞障害が生じたことによって，免疫細胞が肺での炎症反応を引き起こし，これら細胞の障害をさらに助長します（図4-⑥）．

細胞障害は，気管・気管支炎，肺活量低下，呼吸困難の症状や急性呼吸促拍症候群（ARDS），間質の浮腫や繊維化といった肺障害へ進展することもあります．

また，気道にある線毛の基底細胞が障害を受けると，気道の線毛運動が低下します．線毛運動は，気道分泌物を移動させる役割を担っており，線毛運動の低下は気道浄化にとって障害となってしまいます（図4-⑦）．

肺実質や気道の細胞障害が発生する条件は明確ではありませんが，吸入酸素濃度の高さ，PO_2の高さ，吸入時間の長さが関与していると言われています．これら障害は一般に，24時間以上の高濃度酸素吸入で生じる場合があり，吸入酸素濃度を50%以下へ下げることで回避できるとする一方で，低濃度酸素であっても吸入時間が長期化した場合にも生じるとされています．

吸収性無気肺

吸収性無気肺（図5）とは，肺胞内に存在するガスのうち，血液に取り込まれるガスの量が多く，肺胞虚脱が生じることによって発生する無気肺です．

呼吸性無気肺が生じるメカニズム

私たちが呼吸で吸い込んでいる空気は混合気体です．そのおよその内訳は，窒素78%，酸素21%，その他にアルゴンなどが1%となっています（図5-①）．

通常酸素は，肺胞内で毛細血管内に取り込まれますが，窒素はほとんど取り込まれずに残り，肺胞の虚脱を防いでいます（図5-②）．

高濃度の酸素を吸入している場合，吸入しているガスに占める酸素の割合が増え，これまで肺胞内で虚脱を防いでいた窒素は酸素に入れ変わります（図5-③）．この状態で酸素が血管内に取り込まれてしまうと，肺胞内の気体が少なくなり，肺胞は虚脱しやすくなります（図5-④）．肺胞が虚脱した場合，ガス交換を十分に行うことができなくなります．

症状は肺活量の減少と肺内シャント

肺活量の減少と肺内シャントの増加が，低酸素血症，呼吸困難などを生じます．

図5　吸収性無気肺

室内気（酸素濃度 21％）

①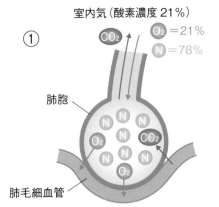

O_2＝21％
N＝78％

肺胞

肺毛細血管

②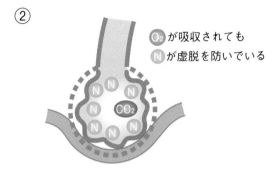

O_2が吸収されても
Nが虚脱を防いでいる

高濃度酸素投与

③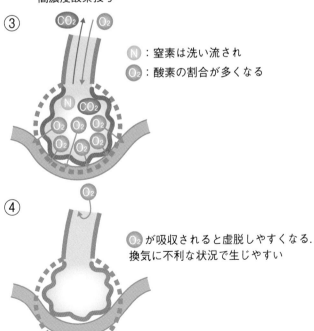

N：窒素は洗い流され
O_2：酸素の割合が多くなる

④

O_2が吸収されると虚脱しやすくなる.
換気に不利な状況で生じやすい

N：窒素
O_2：酸素
CO_2：二酸化炭素

高濃度酸素投与の弊害予防と対応

　低酸素血症だけに注目するのではなく，高酸素血症となっていないかを評価して不必要な酸素投与を避ける必要があります.

　SpO_2の下限値だけではなく上限値を設定し（$SpO_2$98％以下，COPDなどCO_2ナルコーシスリスクがある患者は$SpO_2$92％以下など）吸入酸素濃度を調整します.

　継続したSpO_2高値や呼吸状態の安定があれば吸入酸素濃度の減量を行いますが，呼吸不全が悪化している時期や，労作時にSpO_2が著しく低下したり，努力呼吸の出現がある場合は無理に減量せず，低酸素血症の予防を優先します.

気道粘膜の障害

　酸素配管や酸素ボンベから供給される酸素は乾燥したガスです. 乾燥した酸素の吸入は，高流量であったり，気管チューブ使用中などその使用条件により，気道粘膜の乾燥から損傷を生じたり線毛運動が低下する場合があります.

　詳しくは「Ⅱ-4. 酸素療法中の加湿は常にしたほうがいい？」(p.56) を参照してください.

酸素療法中に高いSpO₂値で管理を行う弊害

酸素療法中は，SpO₂値の上限を決めて酸素投与を行う必要があります．

SpO₂とPaO₂[*7]の関係性を見てみると，PaO₂**100mmHg**の時SpO₂は**98〜100%**となり，PaO₂値の100mmHg以上での数値変化はSpO₂値でうまく表すことができません（図6）．

このようなことより，酸素投与中で，PaO₂100mmHg以上となった場合には，酸素化の悪化があったとしても，SpO₂の値では気づくことが難しくなってしまいます．

また，例えばSpO₂が100%であった場合，PaO₂は100mmHgかもしれませんし450mmHgかもしれません．

図6　SpO₂とPaO₂の関係性

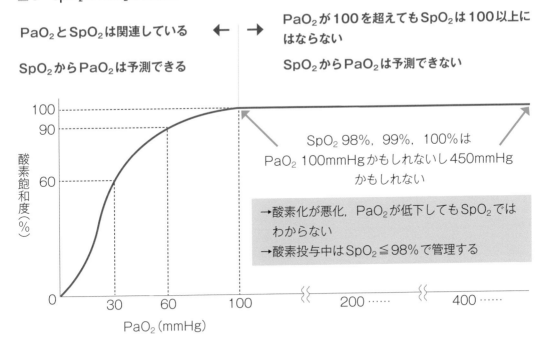

PaO₂とSpO₂は関連している

SpO₂からPaO₂は予測できる

PaO₂が100を超えてもSpO₂は100以上にはならない

SpO₂からPaO₂は予測できない

SpO₂ 98%，99%，100%は
PaO₂ 100mmHgかもしれないし450mmHg
かもしれない

→酸素化が悪化，PaO₂が低下してもSpO₂では
わからない
→酸素投与中はSpO₂≦98%で管理する

酸素飽和度（%）

PaO₂（mmHg）

このように，酸素療法中の高いSpO₂での管理は，酸素化悪化時の発見や高濃度酸素吸入のリスクを覆い隠してしまいます．SpO₂98%以下といった上限値を設定することも重要となってきます．酸素療法時のSpO₂目標値は文献やガイドラインによっても異なりますが，SpO₂の値を**94〜98%**，Ⅱ型呼吸不全の患者では**88〜92%**程度での管理を行います．

Word

＊7　**PaO₂**：動脈血酸素分圧．動脈血ガス分析で測定する血液の酸素化能の指標

引用・参考文献
1）鈴木聡：特集酸素療法-高濃度酸素の弊害．INTENSIVIST，10（2）：353-363，2018.
2）萩亮介：酸素投与のやってはいけないエビデンスを知る：月刊ナーシング，34（13）：57-60，2014.
3）日本呼吸ケア・リハビリテーション学会 酸素療法マニュアル作成委員会,日本呼吸器学会 肺生理専門委員会：酸素療法マニュアル（酸素療法ガイドライン 改訂版),2017.

Chapter V

COVID-19 感染者に対する酸素療法

Teaching Unit 1

COVID-19 患者の観察とケア

平野　充　千葉市立青葉病院看護部 ICU・HCU　集中ケア認定看護師

COVID-19患者の酸素療法

　COVID-19 患者が肺炎や合併症などによる呼吸不全となった場合，低酸素状態を改善させるため酸素療法を行います．COVID-19 患者の酸素療法は，病態の特徴をとらえた管理と感染対策が必要となります．

COVID-19の症状

　新型コロナウイルス (SARS-CoV-2) が鼻咽頭などの上気道に感染した場合，感冒症状などが現れますが，無症状のまま経過する場合もあります．多くは発症から治癒に向かいますが，一部の患者では感染が下気道まで進展し，肺炎を生じます．肺炎を生じた場合，咳嗽，喀痰，呼吸困難などの呼吸器症状が悪化し，重症化すると低酸素血症など呼吸不全を伴い，急性呼吸窮迫症候群 (ARDS：acute respiratory distress syndrome) となる場合もあります．特徴的な症状として一部の患者では，低酸素血症にもかかわらず，呼吸困難を伴わないケースもみられています．

　重症度分類 (表1) では，酸素飽和度と臨床状態で分類されます．重症度分類で中等症Ⅰから呼吸困難や肺炎所見が見られ，中等症Ⅱでは，酸素飽和度の低下により酸素投与が必要となります．重症では，ICU への入室や人工呼吸管理が必要となる場合があります．

　重症化に関しては，軽症や中等症であっても症状の急激な悪化を認めることもあり，一般にリスク因子 (表2) の数が多いほど重症化のリスクは大きくなると考えられています．

　また，COVID-19 と，誤嚥性肺炎やうっ血性心不全などの呼吸不全を合併する場合もあるため，合併症の症状も観察していきます．

これらの症状や重症化リスク因子などは，ウイルスの変異や治療法などにより，変化していく可能性もあり，最新の情報を得ていく必要があります.

表1　重症度分類 (医療従事者が評価する基準)

重症度	酸素飽和度	臨床状態	診療のポイント
軽症	$SpO_2 \geqq 96\%$	• 呼吸器症状なし or • 咳のみで呼吸困難なし, いずれの場合であっても肺炎所見を認めない	・多くが自然軽快するが, 急速に病状が進行することもある ・高齢者では全身状態を評価して入院の適応を判断する
中等症Ⅰ 呼吸不全 なし	$93\% < SpO_2 < 96\%$	呼吸困難, 肺炎所見	・入院の上で慎重な観察が望ましい ・低酸素血症があっても呼吸困難を訴えないことがある
中等症Ⅱ 呼吸不全 あり	$SpO_2 \leqq 93\%$	酸素投与が必要	・呼吸不全の原因を推定 ・高度な医療を行える施設へ転院を検討
重症		• ICUに入室 or • 人工呼吸器が必要	・人工呼吸器管理に基づく重症肺炎の2分類(L型, H型)が提唱 ・L型：肺はやわらかく, 換気量が増加 ・H型：肺水腫で, ECMOの導入を検討 ・L型からH型への移行は判定が困難

注
・COVID-19 の死因は，呼吸不全が多いため，重症度は呼吸器症状 (とくに呼吸困難) と酸素化を中心に分類した.
・SpO_2 を測定し酸素化の状態を客観的に判断することが望ましい.
・呼吸不全の定義は$PaO_2 \leqq 60mmHg$であり$SpO_2 \leqq 90\%$ に相当するが，SpO_2 は3%の誤差が予測されるので $SpO_2 \leqq 93\%$ とした.
・肺炎の有無を確認するために，院内感染対策を行い，可能な範囲で胸部 CT を撮影することが望ましい.
・酸素飽和度と臨床状態で重症度に差がある場合，重症度の高い方に分類する.
・重症の定義は厚生労働省の事務連絡に従った. ここに示す重症度は中国や米国 NIHの重症度とは異なっていることに留意すること.
・この重症度分類は新型コロナウイルス感染症の肺炎の医療介入における重症度である. 入院に関しては，この分類で軽症に該当する患者であっても全身状態などを考慮する必要がある (「4-5 高齢者の管理」を参照).

新型コロナウイルス感染症(COVID-19)診療の手引き・第 9.0版. p.32.より転載
https://www.mhlw.go.jp/content/000936655.pdf より転載，一部改変 (2023年3月20日閲覧)

表2　重症化リスク因子

• 65歳以上の高齢者	• 高血圧	• 喫煙
• 悪性腫瘍	• 脂質異常症	• 固形臓器移植後の免疫不全
• 慢性呼吸器疾患（COPDなど）	• 心血管疾患	• 妊娠後半期
• 慢性腎臓病	• 脳血管疾患	• 免疫抑制・調節薬の使用
• 糖尿病	• 肥満（BMI 30以上）	• HIV感染症（特にCD4<200/μL）

新型コロナウイルス感染症(COVID-19)診療の手引き・第9.0版. p.11より転載
https://www.mhlw.go.jp/content/000936655.pdf より転載，一部改変(2023年3月20日閲覧)

重症化マーカーとして有用な可能性がある血液検査所見
①Dダイマーの上昇，②CRPの上昇，③LDHの上昇，④フェリチンの上昇，⑤リンパ球の低下，
⑥クレアチニンの上昇，⑦トロポニンの上昇，⑧KL-6の上昇，⑨IFN λ 3の上昇，⑩ IL-6の上昇，
⑪ IP-10の上昇，⑫ CXCL9の上昇，⑬ CCL17の低下

図1　感染経路と予防策

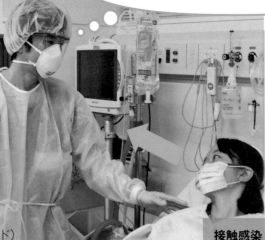

エアロゾルによる感染
• エアロゾルから口・鼻・眼球などを通して感染
• エアロゾルは長時間空中に浮遊する
• HFNCはエアロゾルが大量発生する

環境
HFNC使用は
陰圧個室または
ゾーニングで
汚染区域の個室

飛沫感染
• 飛沫物質から口・鼻
　・眼球などを通して
　感染
• 咳やくしゃみで飛散
• 酸素投与（経鼻カ
　ニュラ・マスク）で
　飛散あり

PPE例
• キャップ
• アイガード
　（ゴーグルや
　フェイスシールド）
• N95マスク
• 長袖ガウン
• 手袋

接触感染
• 接触部位を通して口・
　鼻・眼球などから感染
• 飛散した飛沫や分泌物
• 患者，患者が触れた物

酸素療法中の感染対策

COVID-19の主な感染経路は，接触感染と咳やくしゃみなどによる飛沫感染で，酸素療法実施中においても，機材の使用による飛沫の飛散が確認されています（図1）．またこれ以外にも感染経路として，エアロゾルを介した感染も生じると言われています．エアロゾルは空気中に浮遊する非常に小さな飛沫粒子で，咳やくしゃみでも生じ，またHFNC[*1]の使用や医療処置でも大量に発生します．このエアロゾルは広範囲に拡散しづらいのですが，沈降速度は遅く空中に長時間浮遊している特徴があり，室内など限られた空間で感染源となる場合があります．経鼻カニュラによる酸素投与中は，飛沫の飛散を減らすため，上からサージカルマスクを着用してもらいます．

HFNCの使用においては，正しく装着されていないことで，飛沫の飛散距離が長くなること[2]，サージカルマスクの併用によって飛沫やエアロゾルが減少すること[3]が報告されています．このことにより，HFNC経鼻カニュラの正しい装着とサージカルマスクの併用が必要となり，またエアロゾルが発生するため，陰圧個室またはゾーニング[*2]で汚染区域の個室を使用します．

医療者の感染防護として感染経路に応じたPPE[*3]を使用します．エアロゾルが大量に発生する場面では，接触，飛沫感染への対策だけでなく，空気感染に準じたPPEが必要となります．

> **Word**

* *1 **HFNC**：highflow nasal cannula oxygen，高流量鼻カニュラ酸素療法．ネーザルハイフロー：Nasal High Flow™（フィッシャー＆パイケルヘルスケア）など．
* *2 **ゾーニング**：感染症患者の入院病棟において，病原体によって汚染されている区域（汚染区域）と汚染されていない区域（清潔区域）を区分けすること．施設によっては，汚染区域をレッドゾーン，清潔区域をグリーンゾーンなどと呼ぶ．
* *3 **PPE**：personal protective equipment，個人防護具

酸素投与方法と進め方

COVID-19での酸素療法の進め方を（図2）に示します.

酸素投与開始時期は，呼吸不全と同様で，安静時だけではなく労作時の酸素飽和度，呼吸数や呼吸パターン，呼吸困難の出現もあわせて決定します.

酸素投与は状況に合わせて経鼻カニュラ，酸素マスクを使用し，吸入酸素濃度を調整します. 呼吸状態が悪化し，酸素流量5L程度（使用機材によって異なりますが吸入酸素濃度40〜50％程度）でもSpO$_2$≧93％を維持できない場合には，リザーバー付酸素マスクへの変更や，HFNCの使用を考慮します.

リザーバー付酸素マスクやHFNCを使用する時点では，高濃度の酸素投与が必要で，呼吸不全が悪化している状態です. 適切な気管挿管のタイミングを逸すると治療成績を悪化させる場合があり，人工呼吸器管理への移行を遅らせないことが大切です. COVID-19患者の気管挿管は，感染対策のため通常とは異なった手順や環境の準備が必要であり，タイミングについてチームで共有しておく必要があります.

HFNCは高流量，高濃度酸素投与が可能で酸素化の維持に効果的であり，人工呼吸器管理の回避や，労作時の低酸素血症，呼吸困難を軽減できる可能性があります.

しかし一方で，HFNCは人工呼吸器とは異なり，開放された仕組みのため，エアロゾルの発生に対する感染防護策や使用環境の整備が必要になります. このため，HFNCを使用するか，その判断は各施設にゆだねられています. HFNCの運用に関しても，「気管挿管準備までの一時の使用」，「気管挿管を回避するために長期間の使用も行う」，などといった各施設での取り決めを知っておく必要があります.

各使用機材の使用時の注意点を（図3，4）に示します.

図2　COVID-19の酸素療法の進め方

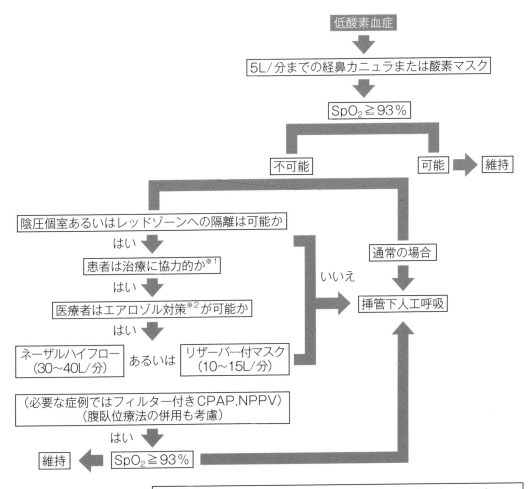

※1：サージカルマスク装着など呼吸療法実施のための条件を受け入れていること

※2：ゴーグル，N95マスク，ガウン，手袋などの完全個人防護具が使用可能で，かつ
　　　医療スタッフは十分な訓練を受けていること

新型コロナウイルス感染症（COVID-19）診療の手引き・第9.0版．p.36より転載
https://www.mhlw.go.jp/content/000936655.pdf より転載，一部改変（2023年3月20日閲覧）

図3　HFNC 使用時の注意点と対策

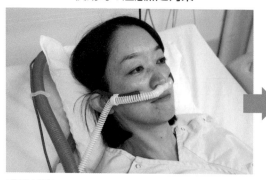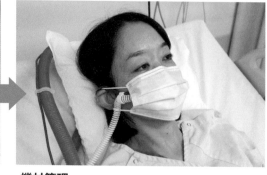

感染対策

- エアロゾルが発生するためHFNC，経鼻カニュラの装着は確実に行う．HFNC，経鼻カニュラの上からサージカルマスクを着用
- エアロゾルが発生するため，陰圧個室または個室を使用
- 医療スタッフは各施設基準の空気感染予防に準じたＰＰＥ装着

機材管理

- 使用後は，使用回路の破棄と機材の洗浄消毒
- 機械内部に室内気を取り込む構造の機種では，内部の洗浄消毒が必要となる場合がある

注意点

- 酸素化の維持がしやすい，悪化に気づきにくい→気管挿管のタイミングを遅らせない
- 気管挿管のタイミングをチームで共有しておく（例：80％50L でも酸素化が維持できない場合は気管挿管を行う）

図4　経鼻カニュラ，酸素マスク使用時の注意点と対策

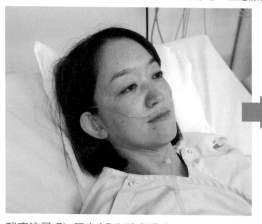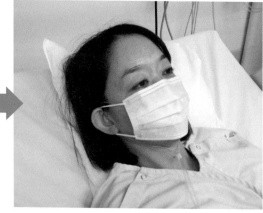

酸素流量 5L 程度（吸入酸素濃度 40〜50％ 程度）でも酸素化が維持できない場合は，リザーバー付マスクへ変更

感染対策

- 飛沫の飛散を減らすため，経鼻カニュラの上からサージカルマスクを着用
- 酸素マスクはそのまま装着（リザーバー付マスク以外はサージカルマスクと併用してもよい）
- 医療スタッフは各施設基準のＰＰＥを装着

機材管理

- 使用後は速やかに廃棄

注意点

- リザーバー付マスクが必要→酸素需要は高い状態
- ＨＦＮＣや人工呼吸器管理へ移行するタイミングをチームで共有しておく（例：労作時の酸素化の悪化が著しい場合や吸気努力が強い場合はHFNC を開始する）

酸素療法中の観察ポイントとケア

　COVID-19では急激な悪化を起こすことや呼吸困難の訴えがないことも少なくありません。酸素療法を行う際は，呼吸不全の観察とともに，疾患の特徴をとらえて観察，ケアを行う必要があります。

　酸素療法中の観察（図5）は，他の呼吸不全と同様に行います。安静時だけでなく労作時の状態も観察しますが，聴診については感染のリスクを考え，最小限の実施とします。

　症状の特徴から急激な呼吸状態の悪化を生じることがあり，重症リスク因子を持った患者の変化は注意して観察します。また，呼吸困難を伴わないケースでは，患者によっては，「苦しくないから大丈夫」と判断し，生活動作を広げてしまうことで，低酸素症となる危険があります。私たち医療者においても，自覚症状がないことから軽症と判断してしまわないようにアセスメントする必要があります。このような患者へは酸素飽和度の値を示し，呼吸の状態を自覚してもらうことも効果的であると考えます。

　労作時に酸素化が低下する患者への対応としては，酸素消費を抑えるため安静を指示することも重要ですし，事前に吸入酸素濃度を高く変更することで，低酸素血症を回避できる可能性もあります。

　一方で，精神面への配慮も必要となります。疾患に対する恐怖，酸素療法による苦痛，隔離や医療者もあまり来ない孤独，家族と離れることなど，不安を抱えていることも予測でき，見逃さずケアする必要があります。

図5　酸素療法中の注意すべき症状と観察・ケアのポイント

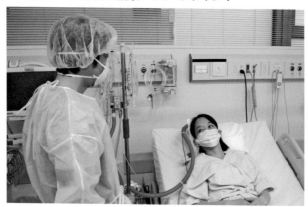

注意する呼吸器症状

- 低酸素血症でも呼吸困難感がないことがある
  →低酸素血症に気づかない可能性

- 急激に悪化する場合がある
  →急変の可能性
  重症化リスク因子はとくに注意

重症化リスク因子

- 65歳以上の高齢者
- 悪性腫瘍
- 慢性呼吸器疾患
  （COPDなど）
- 慢性腎臓病
- 糖尿病
- 高血圧
- 脂質異常症
- 心血管疾患
- 脳血管疾患
- 肥満（BMI 30以上）
- 喫煙
- 固形臓器移植後の免疫不全
- 妊娠後半期
- 免疫抑制・調節薬の使用
- HIV感染症（特にCD4<200/μL）

観察項目
必ず直接観察をおこなう

- 呼吸数
- 呼吸パターン
- 皮膚状態
- 他バイタルサイン
- 酸素飽和度
- 自覚症状
- 呼吸音聴診は最小にする
- 労作時の状態を必ず評価する

ケア

- 酸素消費量を抑えるケア介入
- 労作時の悪化がある場合は安静
- 労作前に吸入酸素濃度や流量を高くすることも考慮
- 精神的なケア

新型コロナウイルス感染症(COVID-19)診療の手引き・第9.0版. p.11より転載
https://www.mhlw.go.jp/content/000936655.pdf より転載，一部改変(2023年3月20日閲覧)

引用・参考文献

1) 厚生労働省診療の手引き検討委員会：新型コロナウイルス感染症（COVID-19）診療の手引き第9.0版
https://www.mhlw.go.jp/content/000936655.pdf.pdf より（2023年3月20日閲覧）

2) Ferioli M, et al. :Protecting healthcare workers from SARS-COV-2 infection :practical indications. Eur Respir Rev, 29 (155) :200068.doi:10.1183, 2020.

3 Scott L, et al. : Preliminary findings on control of dispersion of aerosols and droplets during high-velocity nasal insufflation therapy using a simple surgical mask : implications for the high-flow nasal cannula. Chest 158 (3) : 1046-1049, 2020.

4) 野田晃成：COVID-19の基本知識. 内科, 127 (1)：23-28, 2021.

5) 渡邊真貴：呼吸不全（慢性呼吸不全）（おさえておくべき新型コロナウイルス（COVID-19）合併症の見るべきポイント）-（新型コロナウイルス（COVID-19）の合併症として挙げられる疾患等の病態と観察のポイント）. Expert NURSE, 37 (1)：35-37, 2021.

6) 日本呼吸療法医学会,日本臨床工学技士会：新型コロナウイルス肺炎患者に使用する人工呼吸器等の取り扱いについて-医療機器を介した感染を防止する観点から- Ver.3.0
https://ja-ces.or.jp/wordpress/wp-content/uploads/2021/06/5fbe4ea278dcc2c72431fc28f502af61.pdf より（2023年3月20日閲覧）

7) 日本呼吸器学会 呼吸管理学術部会:COVID肺炎に対するHFNCの使用についてVer. 2
https://www.jrs.or.jp/covid19/assemblies/rc/20210205193806.html#:~:text より（2023年3月20日閲覧）

略語一覧 ......

略語	フルターム	和表記
A-aDO$_2$	partial pressure difference of alveolar-arterial oxygen	肺胞気-動脈血酸素分圧較差
AG	anion gap	アニオンギャップ
ARDS	acute respiratory distress syndrome	急性呼吸促迫症候群
BE	base excess	ベースエクセス
CaO$_2$	arterial oxygen content	動脈血酸素含量
CO	cardiac output	心拍出量
COPD	chronic obstructive pulmonary disease	慢性閉塞性肺疾患
DO$_2$	oxygen delivery	酸素運搬量
F$_I$O$_2$	inspired oxygen fraction	吸入酸素濃度
HCO$_3^-$	hydrogencarbonate	重炭酸イオン
HFNC	High- flow nasal cannula	高流量鼻カニュラ
IPPV	invasive positive pressure ventilation	侵襲的陽圧換気
MDRPU	medical device related pressure ulcer	医療関連機器圧迫創傷
MWST	modified water swallowing test	改定水飲みテスト
NHF	Nasal High Flow™	ネーザルハイフロー
NPPV	noninvasive positive pressure ventilation	非侵襲的陽圧換気
PaCO$_2$	arterial partial pressure of carbon dioxide	動脈血二酸化炭素分圧
PaO$_2$	partial pressure of oxygen in arterial blood	動脈血酸素分圧
PEEP	positive end expiratory pressure	呼気終末陽圧
PPE	personal protective equipment	個人防護具
qSOFA	quick sequential organ failure assessment score	
RSST	repetitive saliva swallowing test	反復唾液嚥下テスト
SaO$_2$	arterial oxygen saturation	動脈血酸素飽和度
SBT	spontaneouse breathing tarial	自発呼吸トライアル
SpO$_2$	arterial oxygen saturation of pulse oxymetry	経皮的酸素飽和度

索引 ......

ココだけ・コレだけ・だれでもわかる酸素療法

2023 年 5 月 12 日　初版　第 1 刷発行

監修　　　　尾野　敏明
　　　　　　おの　としあき

発行人　　　土屋　徹
編集人　　　小袋　朋子
発行所　　　株式会社Gakken
　　　　　　〒 141-8416 東京都品川区西五反田 2-11-8
印刷・製本所　凸版印刷株式会社

この本に関する各種お問い合わせ先
●編集内容については，下記サイトのお問い合わせフォームよりお願いします．
　https://www.corp-gakken.co.jp/contact/
●在庫については Tel 03-6431-1234（営業）
●不良品（落丁，乱丁）については Tel 0570-000577
　学研業務センター　〒 354-0045　埼玉県入間郡三芳町上富 279-1
●上記以外のお問い合わせは Tel 0570-056-710（学研グループ総合案内）